SIMONE FISCHER
WOLFGANG LINK

AM **BAUCH ABNEHMEN**

Wie Sie das **riskante Bauchfett loswerden**, **schlank** und **gesund** bleiben

SIMONE FISCHER
WOLFGANG LINK

AM **BAUCH ABNEHMEN**

Wie Sie das **riskante Bauchfett loswerden**, **schlank** und **gesund** bleiben

Orbisana
GESUNDHEITSWELT

Inhalt

Rezepte

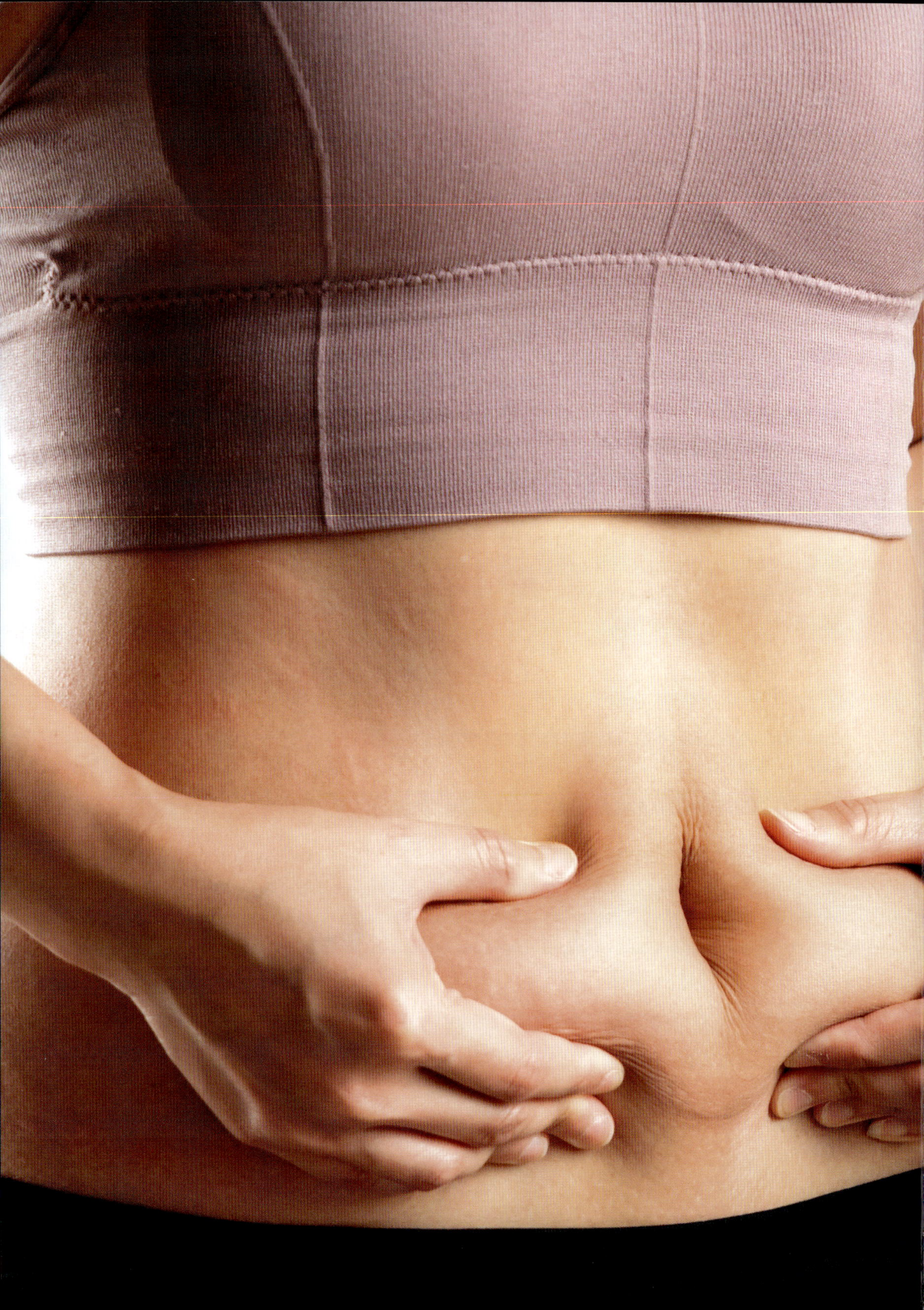

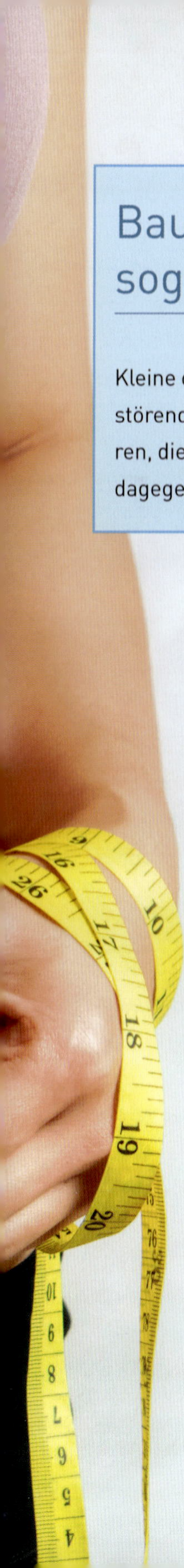

Bauchfett – nicht nur lästig, sondern sogar gefährlich

Kleine oder große Pölsterchen um die Taille herum sind nicht nur unschön und störend, sondern können sogar zu ungeahnten gesundheitlichen Risiken führen, die vielen Menschen gar nicht bewusst sind. Warum das so ist und was Sie dagegen tun können, erfahren Sie in diesem Buch.

Wir leben in einer Welt voller Stress und Hektik, in der viele Menschen sich nicht die Zeit nehmen, auf ein gesundes Körpergewicht zu achten, sich gesund zu ernähren und durch ausreichend Bewegung etwas für ihre Gesundheit zu tun. Infolgedessen ist mehr als die Hälfte der Erwachsenen in Europa nach Angaben der Weltgesundheitsorganisation (WHO) zu dick. In Deutschland sieht es so aus, dass 53,5 % der Erwachsenen übergewichtig sind, bei 19 % der Erwachsenen liegt sogar eine Adipositas, also Fettleibigkeit, vor.

Doch Übergewicht und Bauchfett sind keine Schicksale, die man einfach hinnehmen muss. Durch einen gesünderen Lebensstil und überschaubare Veränderungen in der Ernährung und im Alltag kann jeder darauf hinarbeiten, sein Gewicht und somit auch seine Gesundheit zu verbessern.

Bauchfett betrifft viele Menschen

Bauchfett ist kein alleiniges Problem übergewichtiger Menschen. Selbst zahlreiche schlanke und halbwegs durchtrainierte Menschen haben manchmal ein kleines Pölsterchen an der Taille, denn es ist ganz normal, wenn sich um die Körpermitte herum ein klein wenig Fett ansammelt.

Doch Achtung: Bauchfett ist nicht ausschließlich ein optisches Problem, sondern kann dazu führen, dass die Gesundheit beeinträchtigt wird. Wenn sich am Bauch Fett ansammelt, entsteht das sogenannte viszerale Fett. Viszerales Fett sammelt sich tief in der Haut um die Organe herum und befindet sich hauptsächlich im Bereich der Taille oder Bauch. Es gilt als gefährlich, weil es Fettsäuren sowie Hormone freisetzt, entzündungsfördernde Botenstoffe produziert und das Insulin beeinflusst. Aus diesem Grund erhöht ein großer Bauchumfang das Risiko für Gesundheitsprobleme wie Typ-2-Diabetes, Bluthochdruck, Herzerkrankungen und bestimmte Krebsarten.

Eine Reduzierung dieser Fettschicht kann deswegen einen großen Unterschied für Ihre Gesundheit bedeuten. Sie werden nicht nur besser aussehen und sich besser fühlen, sondern auch die Gefahr, an Folgeerkrankungen zu erleiden, sehr stark reduzieren.

Natürlich ist es nicht leicht, ganz gezielt am Bauch abzunehmen. Doch Sie können Bauchfett bekämpfen und effektiv reduzieren. Mit einem nachhaltigen Gewichtsverlust, bei dem Sie allgemein Fett verlieren, geht es auch dem viszeralen Fett regelrecht an den Speck. Zur Reduzierung des Übergewichts sind folgende Faktoren wichtig: gesunde Ernährung, kleine Änderungen des Lebensstils, ein effektives und gezieltes Sporttraining sowie Durchhaltevermögen. Wenn Sie dies berücksichtigen, werden Ihre Pfunde purzeln, das Fett am ganzen Körper und somit natürlich auch das Bauchfett schmelzen und Ihre Gesundheit sich nachhaltig verbessern. Die Tipps in diesem Buch helfen Ihnen dabei.

Die Kriterien für Bauchfett

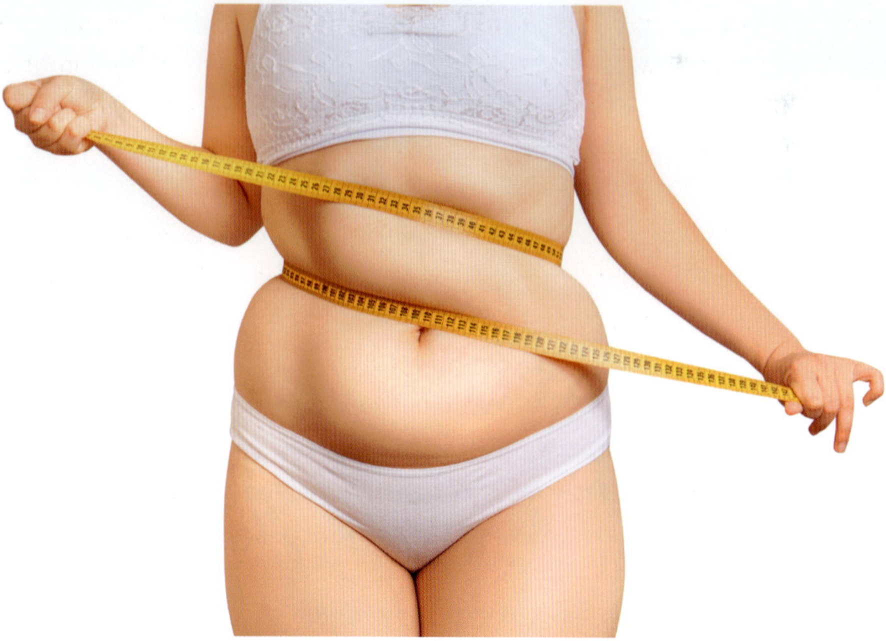

Um festzustellen, ob Ihr Bauch zu dick ist und Sie zu viel viszerales Fett haben, können Sie dies natürlich von einem Arzt untersuchen lassen, haben aber auch zu Hause die Möglichkeit herauszufinden, ob Sie im kritischen Bereich liegen.

Indikatoren für einen hohen Anteil an viszeralem Fett sind zum einen ein hoher BMI-Wert und zum anderen ein großer Taillenumfang. Wenn beides bei Ihnen vorliegt, ist die Wahrscheinlichkeit hoch, dass Sie ein hohes Maß an viszeralem Fett haben.

Der BMI

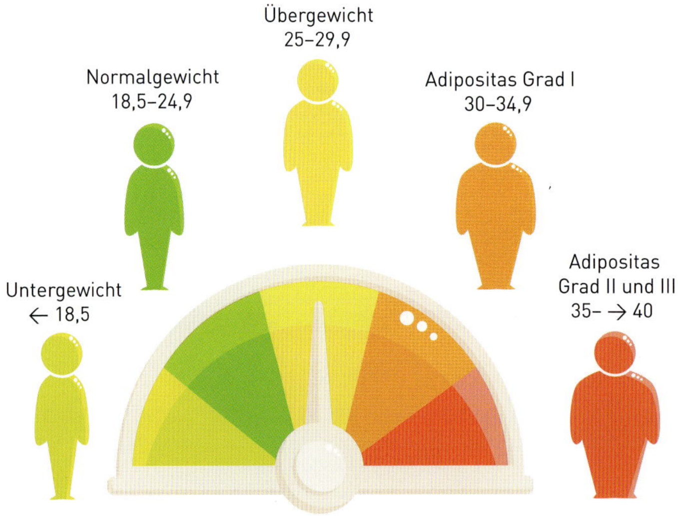

Um zu überprüfen, ob Sie übergewichtig sind und in welche Kategorie Sie fallen, können Sie den BMI, den Body-Mass-Index, zurate ziehen. Dieser teilt Sie anhand Ihrer Körpergröße und Ihres Gewichts in eine BMI-Klasse ein.

Der BMI wird wie folgt berechnet:
Körpergewicht in Kilogramm geteilt durch das Quadrat der Körpergröße in Metern.

Als Beispiel: Eine 1,65 m große Frau wiegt 70 Kilo, man berechnet also 70 : (1,65 x 1,65) = 25,7 BMI. Diese Frau ist leicht übergewichtig, da ihr BMI von 25,7 über dem Wert von 24,9 liegt, was dem Normalgewicht entspricht.

Der BMI wird nach Einteilung der Weltgesundheitsorganisation WHO in folgende Gewichtsklassen unterteilt:

← 18,5:	Untergewicht
18,5 bis 24,9:	Normalgewicht
25 bis 29,9:	Übergewicht
30 bis 34,9:	Adipositas Grad I, Fettleibigkeit
35 bis 39,9:	Adipositas Grad II, extremes Übergewicht
↗ 40:	Adipositas Grad III, auch als Adipositas permagna oder morbide Adipositas bezeichnet

Messung des Bauchumfangs

Mit einer Messung Ihres Bauchumfangs können Sie ganz leicht feststellen, ob Ihr Bauch zu dick ist und ob Sie zu viel viszerales Fett haben. Dazu brauchen Sie lediglich ein Maßband.

Gehen Sie dazu wie folgt vor:

- Messen Sie, ohne den Bauch einzuziehen, im aufrechten Stand auf halber Höhe zwischen Ihrer untersten Rippe und der Oberseite Ihres Hüftknochens (ungefähr in Höhe Ihres Bauchnabels). Sie können sich dabei auch von jemandem helfen lassen, der die Messung für Sie durchführt.

- Das Maßband sollte direkt auf Ihrer Haut oder maximal auf einer dünnen Schicht leichter Kleidung liegen.

- Atmen Sie normal aus, achten Sie darauf, dass das Maßband nicht auf die Haut drückt, und nehmen Sie die Messung vor.
- Ideal ist es, wenn Sie immer zur gleichen Tageszeit messen, also beispielsweise morgens vor dem Frühstück.
- Markieren Sie Ihren anfänglichen Bauchumfang mit einem roten Stift auf dem Maßband. Und dann ziehen Sie einen grünen Strich bei Ihrem Zielwert, um sich selbst zu motivieren, aktiv auf dieses Ziel hinzuarbeiten.

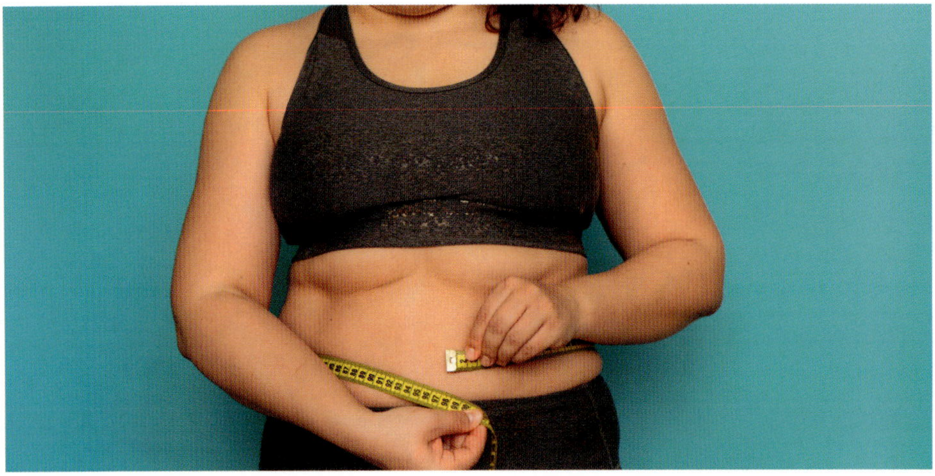

Einen Maßstab für einen gesunden Bauchumfang hat die WHO wie folgt festgelegt:

- **Männer**: Ist der Bauchumfang bei einem Mann unter 94 Zentimetern, liegt kein verstärktes Risiko vor. Doch bereits, wenn diese 94 Zentimeter bei Männern leicht überschritten sind, liegt laut WHO ein leicht erhöhtes Krankheitsrisiko vor. Ein kritisches Ausmaß ist bei Männern bei einem Bauchumfang über 102 Zentimetern erreicht, dann ist das Krankheitsrisiko stark erhöht.
- **Frauen**: Bei einer Frau liegt der Normalwert unter 80 Zentimetern, und das Krankheitsrisiko steigt, sobald dieser Wert überschritten wird. Das Risiko erhöht sich stark, wenn der Taillenumfang einer Frau bei über 88 Zentimetern liegt.

Risikofaktoren für Bauchfett

Warum wir übergewichtig werden und Bauchfett entwickeln, hängt zu einem sehr großen Teil maßgeblich von unserem Lebensstil ab. Und genau an diesen Stellschrauben, die Sie gleich kennenlernen werden, können wir drehen und unserem Fett den Kampf ansagen.

Es gibt allerdings auch einige Faktoren, die wir nicht verändern können, die dazu beitragen können, dass wir übergewichtig werden und viszerales Fett anlagern. Dazu gehören:

- **Genetische Veranlagung**: Die Genetik kann eine Rolle dabei spielen, ob es wahrscheinlich ist, dass ein Mensch fettleibig wird und viszerales Fett entwickelt, da die Gene das Verhalten, den Stoffwechsel und das Risiko der Entwicklung von Krankheiten im Zusammenhang mit Fettleibigkeit beeinflussen können. Wenn also in Ihrer Familie Übergewicht gängig ist, besteht bei Ihnen möglicherweise ein größeres Risiko, dass diese Veranlagung bei Ihnen ebenfalls besteht.

- **Alter**: Wenn wir älter werden, verlangsamt sich unser Stoffwechsel auf natürliche Weise, die Muskelmasse nimmt ab, und nicht selten nimmt der Fettanteil zu. Der Verlust von Muskelmasse verringert auch die Geschwindigkeit, mit welcher der Körper Kalorien verbraucht, daher kann es mit zunehmendem Alter schwieriger sein, Fett allgemein und auch viszerales Fett loszuwerden. Es ist wissenschaftlich erwiesen, dass viszerales Fett sowohl bei Männern als auch bei Frauen mit dem Alter zunimmt.

- **Hormonspiegel**: Hormonelle Veränderungen können ebenfalls für eine Ansammlung von Bauchfett verantwortlich sein. Bei Frauen kann es daher nach der Menopause zu einer Fettansammlung in der Bauchregion kommen, selbst wenn die Frau generell sehr darauf achtet, keine Gewichtszunahme zu haben. In den Wechseljahren ändert sich nämlich die Körperfettverteilung, wodurch sich mehr Fett in den Bauchraum verlagert. Dies ist wahrscheinlich auf den Rückgang des Östrogens zurückzuführen, das die Fettverteilung beeinflusst.

Sie können Ihre Gene und Ihr Alter nicht ändern, und Sie können auch die Menopause nicht aufhalten. Aber die weiteren Faktoren, die zu viszeralem Fett beitragen, welche Sie im nächsten Abschnitt kennenlernen, können Sie sehr wohl beeinflussen und somit viszeralem Fett vorbeugen oder ihm den Kampf ansagen.

Bewegungsmangel

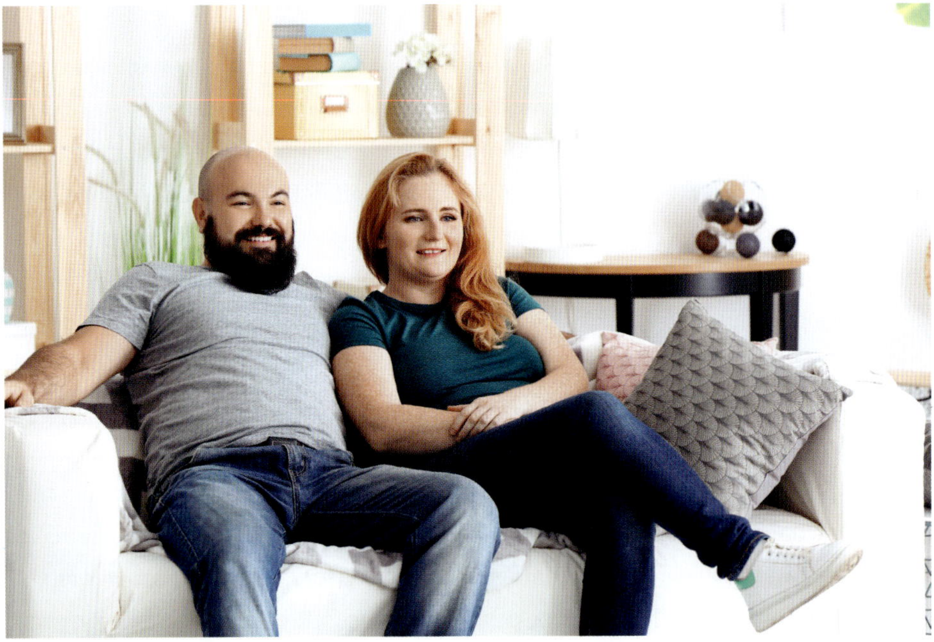

Die meisten Menschen bewegen sich viel zu wenig. Laut WHO (Weltgesundheitsorganisation) bewegen sich 42 % der Deutschen nicht genug – Tendenz steigend. Das ist problematisch, weil zu wenig Bewegung nicht dem natürlichen, evolutionsbedingten Wesen des Menschen entspricht. Der Mensch ist eigentlich darauf programmiert, sich regelmäßig zu bewegen, denn zu Urzeiten mussten die Menschen täglich lange Wegstrecken zurücklegen, jagen und kämpfen oder anderweitig körperlich arbeiten. Das war noch lange Zeiten so, denn selbst die Generation unserer Großeltern kannte eher noch schwere körperliche Arbeit, sei es auf dem Feld oder in Fabriken, und auch der Haushalt war ohne all unsere Helfer und Maschinen oft Schwerstarbeit.

In unserem heutigen Computerzeitalter jedoch herrscht absoluter Bewegungsmangel. Die meisten von uns üben sitzende Tätigkeiten aus, verbringen also ihren Arbeitstag auf ihren vier Buchstaben. Und auch in der Freizeit herrscht bei fast der Hälfte der Menschen in Deutschland Bewegungsmangel. Das ist fatal: Wer seinen Tag hauptsächlich mit Sitzen und kaum Bewegung verbringt, legt sich regelrecht lahm: Die Muskulatur lässt nach, wodurch der Körper immer weniger Fett verbrennt – denn es sind die Muskeln, die für den Energieumsatz im Körper zuständig sind. Werden sie nicht gefordert, verkümmern die Muskeln. Zu wenig Bewegung sorgt auch dafür, dass unser Stoffwechsel träge wird, die Zellen weniger mit Sauerstoff versorgt werden, Abbaustoffe länger im Körper verweilen und der Organismus jede Kalorie, die er nicht verbrennt, in Form von Fett speichert.

Regelmäßige Bewegung sorgt hingegen dafür, dass die Muskeln aktiv bleiben und die Fettverbrennung ankurbeln und dass unser Stoffwechsel und unsere Verdauung rund laufen. Sport trägt sogar zu einem ausgeglichenen Seelenleben bei, denn Bewegung sorgt für einen natürlichen Stressabbau und hilft dabei, erhöhte Pegel an Stresshormonen wieder auf das Normalmaß zu bringen.

Wie viel Bewegung ist genug? Die Empfehlungen der WHO zu körperlicher Bewegung lauten, dass Erwachsene sich pro Woche mindestens 150 Minuten moderat oder 75 Minuten intensiv bewegen sollten, was natürlich auch gemischt werden kann. Hilfreiche Tipps zum Thema Bewegung finden Sie im Kapitel »Bewegung tut gut« – werfen Sie ruhig schon einmal einen Blick hinein und fangen am besten sofort an, mehr Bewegung in Ihr Leben einzubauen.

Falsche Ernährung

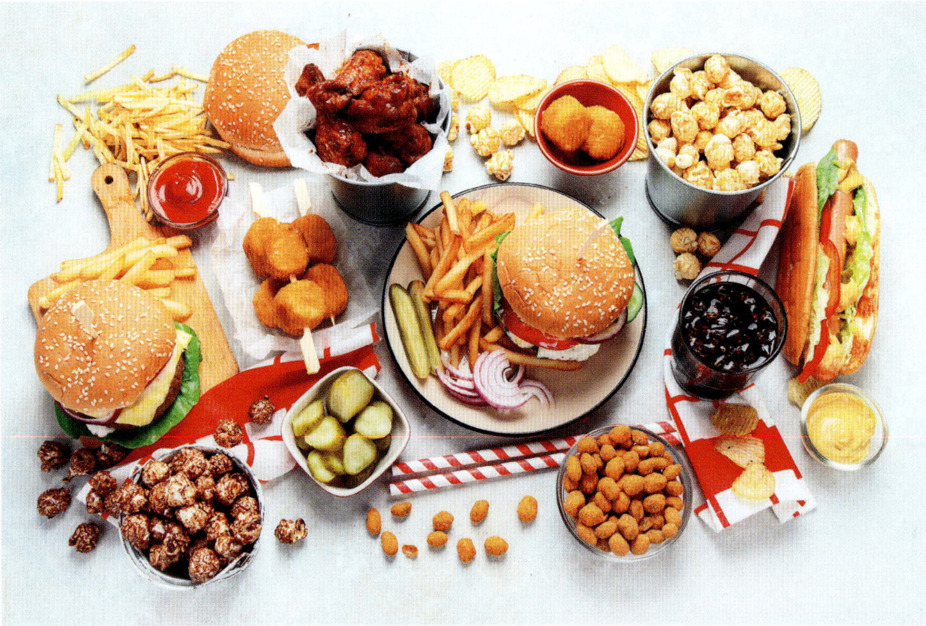

Was und wie viel wir essen, hat maßgeblichen Einfluss auf unser Gewicht und unsere Gesundheit. Und leider ernähren sich viele Menschen vor allem in der westlichen Welt falsch – weil es schnell gehen muss, weil es lecker ist, weil sie es gar nicht anderes kennen. Wenn Sie sich jedoch falsch ernähren, fördert dies die Entstehung von Bauchfett. Der menschliche Stoffwechsel ist eigentlich darauf ausgelegt, sich von dem zu ernähren, was der frühe Mensch beim Jagen und Sammeln erbeuten konnte – die Hauptnahrungsquellen bestanden vor allem aus Eiweiß (Fleisch, Fisch, tierische Nahrung), Fetten (aus Samen und Nüssen) und wenig Kohlenhydraten (Wurzeln und süße Früchte). Diese Nahrung hat sich über Millionen von Jahren bewährt, und an diese kohlenhydratarme Nahrung ist unser Stoffwechsel auch heute noch gewöhnt. Stark kohlenhydrathaltige Nahrung steht erst seit vergleichsweise kurzer Zeit auf unserem Speiseplan, nämlich seit vor einigen Tausend Jahren der Ackerbau Einzug hielt und der Mensch begann, Getreide anzubauen. Doch selbst zu dieser Zeit konnte der Mensch dies gut verkraften, da die Essensbeschaffung beim Ackerbau, ähnlich wie früher beim Jagen und Sammeln, viel Bewegung erforderte. Und natürlich gab es nur das zu essen, was saisonal vorhanden war, und somit waren Kohlenhydrate nur in sehr geringen Maßen verfügbar.

Heute gehören Kohlenhydrate zu einem Hauptbestandteil unserer Ernährung – stärkereiches Getreide, Reis und Kartoffeln und diverse daraus hergestellte Produkte. An diese Nahrung ist unser Körper aber nicht angepasst, weil der Mensch nun einmal 99,5 % seiner Zeit auf Erden mit der eiweißbetonten Kost des Jägers und Sammlers verbracht hat.

Zu der kohlenhydratreichen Kost, die uns häufig dick macht, kommen Zucker und zuckerreiche Lebensmittel und Getränke hinzu. Zucker kann jedoch eine Gewichtszunahme verursachen, den Stoffwechsel verlangsamen und unsere Fähigkeit zur Fettverbrennung reduzieren.

Nicht vergessen darf man auch, dass wir ziemlich oft viel zu viel essen. Dies wird durch die Lebensmittelindustrie noch begünstigt, die den Fertiggerichten den Geschmacksverstärker Glutamat zusetzt, der das Sättigungsgefühl verhindert, und die auch Farb- und Geruchsstoffe hinzufügt, die das Essen appetitlicher erscheinen lassen und Appetit auf mehr machen. Und auch die Portionen beispielsweise von Fast Food-Gerichten, Süßigkeiten & Co. sind häufig sehr groß bemessen – doch sie sind ruck, zuck verputzt, ohne dass wir überhaupt darüber nachdenken.

Apropos Nachdenken: Essen, das wir ohne zu denken in uns hineinstopfen, wie zum Beispiel nebenbei beim Fernsehen, macht auch dick, weil wir uns gar nicht bewusst sind, was und wie viel wir essen.

Eine Umstellung auf eine gesunde Ernährung ist daher der Schlüssel zur Reduktion von Fett im Allgemeinen und auch zum Abbau von viszeralem Fett.

Stress

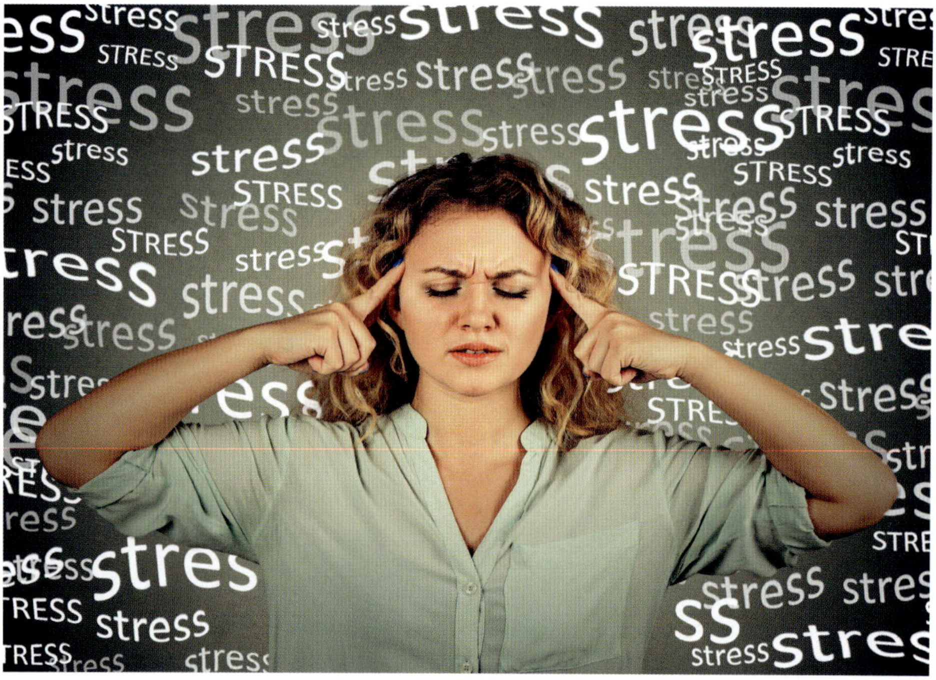

Was Stress mit Übergewicht zu tun hat, erschließt sich nicht automatisch von selbst, dennoch spielt er oftmals eine nicht unerhebliche Rolle beim Zunehmen. Stress ist ursprünglich eine natürliche Reaktion des Körpers, die den frühen Menschen das Überleben sicherte. Angesichts einer Gefahr, die eine akute Stresssituation darstellt, wurde die sogenannte Kampf- oder Fluchtreaktion eingeleitet. So konnten sich unsere Urahnen aus bedrohlichen Situationen retten, indem sie zum Beispiel vor einem angreifenden Tier davonrannten. Der Stress war dadurch bewältigt, und der Körper kam wieder ins Gleichgewicht.

Dieses Gleichgewicht ist heute allerdings aus den Fugen geraten, weshalb wir uns häufig durch Dauerstress in einer Dysbalance befinden. Wir sind durch den Job, die Familie, die Doppelbelastung, die Erwartungshaltungen an uns, Sorgen wegen des Geldes und vielen weiteren Faktoren eigentlich ständig gestresst. Dadurch sind die Stresshormone Cortisol, Adrenalin und Noradrenalin im Dauereinsatz. Würden wir den Stress nun wieder abbauen, wäre alles in Ordnung. Doch in der Regel ist dies heutzutage nicht der Fall, und der Stress hört und hört nicht auf.

Und wie verursacht Stress nun Übergewicht? Unter Stress verbrauchen die Nervenzellen im Gehirn vor allem Eiweiß. Dieses benötigt der Körper jedoch zur Herstellung von Glückshormonen, beispielsweise dem »Gute Laune«-Hormon Serotonin. Ist dies nicht in ausreichender Menge vorhanden, kommt es nicht selten zu Heißhungerattacken auf Eiweiß und Kohlenhydrate, um den Serotoninmangel auszugleichen und dadurch die Nerven zu beruhigen. So fühlt man sich für kurze Zeit wieder gut … bis man kurz später wieder von Hungergelüsten geplagt wird.

Stress löst zudem die Ausschüttung von Cortisol aus, und ein Übermaß an diesem Stresshormon sorgt zusätzlich dafür, dass der Appetit steigt und sich kein natürliches Sättigungsgefühl mehr einstellt, was dazu führt, dass man noch mehr isst. Außerdem entwickeln stressgeplagte Menschen häufig fatale Essgewohnheiten, essen nebenbei, zum Beispiel während der Arbeit, und merken dadurch gar nicht, was und welche Mengen sie futtern. Oder sie holen sich mal eben schnell »irgendwas«, weil es schnell gehen muss, was nicht selten ausgerechnet die Lebensmittel sind, die dick machen. Und häufig »belohnen« oder betäuben sich gestresste Menschen auch mit Essen – nach dem Motto »Wenn es mir schlecht geht, gönne ich mir ein Stück der leckeren Torte, damit ich wenigstens etwas Schönes habe«. Das ist damit zu erklären, dass Stress und belastende Situationen zur Ausschüttung des Hormons Ghrelin beitragen, das den Hunger und Appetit verstärkt. Zusätzlich dazu hält Stress uns nachts häufig wach, weil wir uns Gedanken machen und nicht zur Ruhe kommen. Und Menschen, die zu wenig schlafen, neigen zu mehr Bauchfett.

Schlafmangel

Wir schlafen heute viel weniger als es der Mensch jemals zuvor in seiner Entwicklungsgeschichte getan hat. Vor der modernen Zeit wurde der Schlaf durch den natürlichen Tagesrhythmus bestimmt: Bei Tag wurde gearbeitet und in der Dunkelheit geschlafen. Selbst zu Beginn des 20. Jahrhunderts soll die durchschnittliche Schlafdauer noch bei etwa neun Stunden pro Nacht gelegen haben. Heute jedoch schlafen wir in Deutschland im Durchschnitt nur etwa sieben Stunden, viele Menschen kommen sogar nur auf sechs Stunden Schlaf oder noch weniger – ideal sind acht Stunden. Laut DAK-Gesundheitsreport schlafen 80 % der Erwerbstätigen schlecht, was bedeutet, dass sie Probleme beim Ein- und Durchschlafen haben.

Wer nicht genügend Schlaf bekommt, läuft Gefahr, Übergewicht zu entwickeln, da die Hormone Leptin und Ghrelin durch Schlafmangel aus dem Gleichgewicht geraten. Um diese Hormone zu verstehen, muss man wissen, dass Leptin das Hungergefühl hemmt, während der Appetit durch Ghrelin angeregt wird. Schlafmangel bewirkt, dass der Leptinspiegel sinkt, was dazu führt, dass der Körper uns signalisiert, dass wir Hunger haben – auch wenn überhaupt kein Energiebedarf vorhanden ist. Gehen wir diesem Hungergefühl nun nach, lagern sich die überschüssigen Kalorien in den Fettpolstern ab. Hinzu kommt, dass ein Schlafmangel ebenso wie Müdigkeit das appetitanregende Hormon Ghrelin auch noch stimuliert. Wenn wir also zu wenig schlafen und dadurch bedingt tagsüber häufig müde sind, steigt der Ghrelinspiegel und somit der Appetit – und wieder essen wir zu viel.

Warum das so ist, lässt sich evolutionär begründen. War ein Mensch in früheren Zeiten dazu gezwungen, nachts wach zu bleiben, hatte dies meist einen guten Grund, wie nächtliche Angriffe oder Jagden. Nicht zu schlafen war somit auch mit Bewegung und Aktivität und dadurch bedingt mit einem Energiebedarf verbunden, weswegen es durchaus Sinn ergibt, dass Ghrelin ausgeschüttet wird, wenn man lange wach bleibt.

Ghrelin hat aber noch andere Aufgaben und negative Effekte. Zum einen verlangsamt Ghrelin den Stoffwechsel und bremst die Fettverbrennung – wodurch das

Gewicht noch weiter nach oben klettern kann. Zum anderen wird Ghrelin bei Angstgefühlen, Stress, schlechter Laune oder Depressionen freigesetzt und wirkt sich positiv auf diese aus. Was erst einmal gut klingt, hat einen Haken: Ein durch negative Situationen wie Stress erhöhter Ghrelinspiegel sorgt dafür, dass wir mehr Hunger entwickeln und in belastenden Situationen mehr essen – und so entstehen durch Schlafmangel genauso wie durch Stress zusätzliche Pfunde.

Die Folgen von zu viel Körperfett

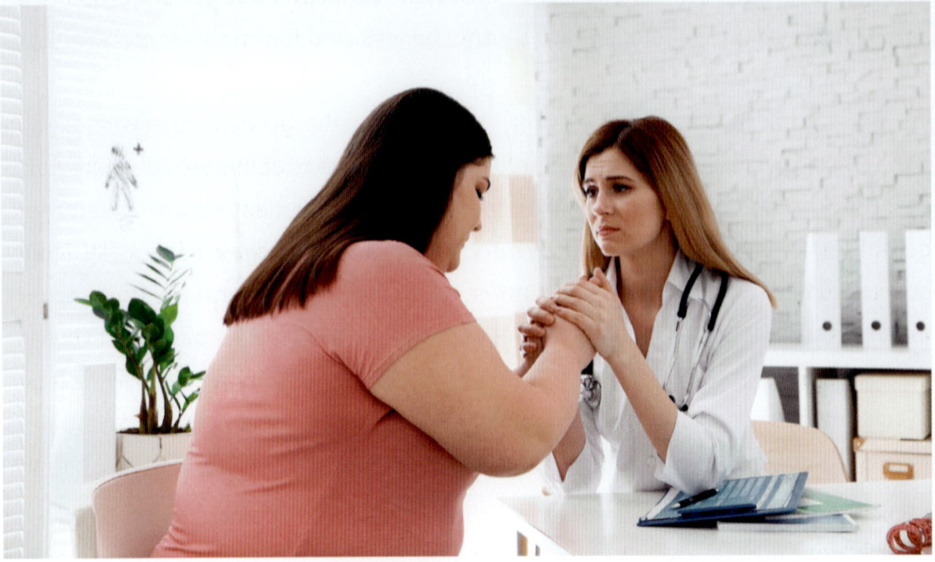

Zu viel Körperfett führt unserem Körper auf Dauer Schaden zu. Eigentlich lagert unser Körper überschüssiges Fett an, um ein möglicherweise einmal auftretendes Energiedefizit bewältigen zu können. Dies ist evolutionär bedingt, denn Säugetiere wie auch Menschen in frühen Zeiten waren immer mal wieder Nahrungspausen ausgesetzt, weil die Jagd nicht erfolgreich war, es Dürreperioden gab etc. – und zu diesen Zeiten war es von Vorteil, wenn ein wenig Körperfett als Energiedepot vorhanden war.

Doch in den heutigen, modernen Zeiten essen wir, wie Sie eben bereits gelesen haben, oftmals völlig falsch und zu viel. Daher stimmt unser Verhältnis von Energiezufuhr und Energieverbrauch nicht mehr miteinander überein, weil wir viel weniger verbrennen als wir konsumieren. Die Folge ist, dass unsere Fettspeicher mehr als gut gefüllt werden und wir das überschüssige Fett anlagern. Diese Fettreserven schaden unserem Körper aber viel mehr, als den meisten von uns bewusst ist.

Übergewicht, vor allem starkes Übergewicht, kann nämlich schwere gesundheitliche Folgen nach sich ziehen. Zum einen belastet jedes Kilo, das man zu viel mit sich herumschleppt, die Knochen und Bänder, was dazu führen kann, dass sich Gelenkbeschwerden, Rückenschmerzen und sogar eine Arthrose entwickeln. Zum anderen kann die Fettleibigkeit adipositasbedingte Erkrankungen wie Typ-2-Diabetes, Fettstoffwechselstörungen, Bluthochdruck und koronare Herzerkrankungen nach sich ziehen.

Das tief im Bauch gespeicherte Fett, das viszerale Fett, ist die schädlichste Form des Körperfetts. Denn dieses Fett, das sich um die Bauchorgane ansammelt, gefährdet uns stärker als jedes andere Fett. Es erhöht die Wahrscheinlichkeit schwerwiegender Krankheiten, darunter Herzerkrankungen, Krebs, Demenz und anderer Gesundheitsprobleme.

Was ist viszerales Fett?

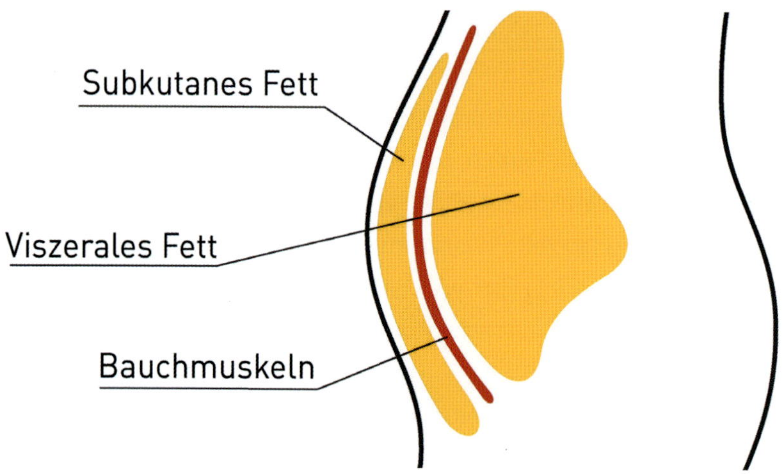

Fett im menschlichen Körper wird unterschieden in subkutanes und viszerales Fett. Das Fett, das im größten Teil unseres Körpers direkt unter der Haut liegt, wird als subkutanes Fett bezeichnet. Dieses Fett können wir mit unseren Händen greifen oder auch erkennen, indem wir mit einem Finger in den Bauch stechen – dieses Fett, das sich weich anfühlt, ist das subkutane Fett. Bei den meisten Menschen sind etwa 90 % des Körperfetts subkutan.

Die restlichen 10 % sind viszerales Fett, und dies können wir nicht greifen, da dieses Fett außerhalb unserer Reichweite, nämlich unter der festen Bauchdecke tief im Bauchraum liegt. Im Gegensatz zum subkutanen Fett, das überall im Körper zu finden ist, ist das viszerale Fett auf die Bauchhöhle konzentriert. Es befindet sich in den Zwischenräumen, die die inneren Organe umgeben, wie Magen, Leber, Bauchspeicheldrüse und Darm – es liegt also um die »viscera«, lateinisch für »Eingeweide«.

Obwohl das viszerale Fett nur einen kleinen Teil des Körperfetts ausmacht, spielt es eine Schlüsselrolle bei einer Vielzahl von Gesundheitsproblemen.

Warum ist viszerales Fett gefährlich?

Das viszerale Fett ist für unsere Gesundheit so bedrohlich, weil Fettzellen, insbesondere viszerale Fettzellen, biologisch aktiv sind. Alle Fettzellen fungieren als endokrine Organe, was bedeutet, dass sie Hormone und andere Chemikalien produzieren, die andere Bereiche des Körpers beeinflussen. Viszerale Fettzellen sind jedoch größer, stoffwechselaktiver und produzieren mehr schädliche Substanzen, die potenziell negative Auswirkungen auf unsere Gesundheit haben können. Insgesamt bildet Viszeralfett mehr als 200 Botenstoffe und Moleküle, unter anderem Zytokine. Das sind Proteine, die Entzündungen auslösen können, wodurch sie das Risiko von Herz-Kreislauf-Erkrankungen erhöhen. Viszeralfett produziert zudem ein Protein, das die Blutgefäße verengt und den Blutdruck steigen lässt, sowie ein weiteres, das die Freisetzung des Hormons Insulin beeinflusst und die Insulinresistenz erhöht, was auf Dauer zu Diabetes führen kann. Des Weiteren setzt es

Fettsäuren frei, die in die Leber gelangen und dort den Ausstoß von LDL-Cholesterin, dem »schlechten« Cholesterin, erhöhen und zu einem Absinken des HDL, des »guten« Cholesterins, führen. Dies wiederum erhöht das Risiko für Erkrankungen der Herzkranzgefäße. Viszerales Fett kann außerdem ein unkontrolliertes Zellwachstum sowie Zellvermehrung stimulieren und so möglicherweise einige Krebsarten auslösen.

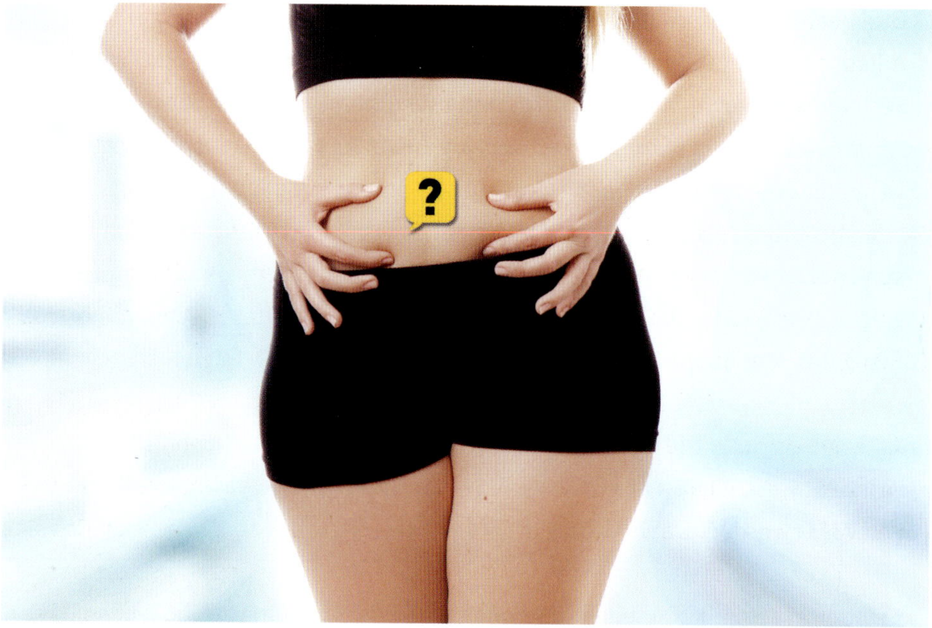

Aus all diesen Gründen stört das viszerale Bauchfett das normale Gleichgewicht und die Funktion unseres Körpers und kann eine ganze Reihe von gesundheitlichen Problemen nach sich ziehen.

Gesundheitsrisiken durch Bauchfett

Viszerales Fett kann ein entscheidender Auslöser für diverse Erkrankungen sein, darunter auch diese:

- **Diabetes**: Es ist mittlerweile bewiesen, dass ein übermäßiges Vorhandensein von viszeralem Fett mit einer Insulinresistenz zusammenhängt, die zu einer Glukoseintoleranz und Typ-2-Diabetes führen kann. Dies liegt daran, dass Adiponektin – ein Gewebshormon, das an der Regulation des Zucker- und Fettstoffwechsels beteiligt ist – bei gefüllten Fettzellen vermindert produziert wird. Ein niedriger Adiponektinspiegel schwächt das Insulin in seiner Fähigkeit, den Blutzuckerspiegel zu senken. Dadurch, dass das Insulin nun nur noch schwach wirkt, steigt der Blutzuckerspiegel, was dazu führt, dass die Bauchspeicheldrüse immer mehr Insulin produzieren muss, um den Blutzuckerspiegel konstant zu halten. So entsteht eine Insulinresistenz – und mit ihr das Risiko für Diabetes.

- **Arteriosklerose**: Die Entstehung einer Arteriosklerose, auch als Arterienverkalkung bezeichnet, kann durch viszerales Bauchfett ganz besonders stark gefördert werden. Da der LDL-Cholesterinspiegel erhöht ist, kann sich Cholesterin in den Blutgefäßen ablagern, was dazu führen kann, dass sich die Blutgefäße verschließen. Eine solche Verengung in den Blutgefäßen, die das Herz und das Gehirn mit Sauerstoff versorgen, kann zu einem Herzinfarkt oder einem Schlaganfall führen.

- **Herz-Kreislauf-Erkrankungen**: Viszerales Fett erhöht die Produktion entzündungsfördernder Zytokine. Diese Entzündungsstoffe, beispielsweise Interleukin-6 (IL6) und Tumornekrosefaktor alpha (TNF-α) sind die Hauptverursacher von Herzkrankheiten und anderen entzündlichen Erkrankungen. Dies liegt daran, dass sich der Organismus durch ein vermehrtes Vorhandensein der Zytokine im Körper in einem Zustand einer unterschwelligen chronischen Entzündung befindet. Eine solche chronische Entzündung ist nachweislich an der Entstehung von Arteriosklerose (s. o.) beteiligt, die wiederum zu Bluthochdruck und sehr häufig zu Herzinfarkten oder Schlaganfällen führt.

- **Fettleber**: Ein Grund, warum überschüssiges viszerales Fett so schädlich ist, könnte seine Lage in der Nähe der Pfortader sein, die Blut vom Darm zur Leber transportiert. Durch viszerales Fett freigesetzte Substanzen, einschließlich freier Fettsäuren, gelangen dadurch in die Pfortader und von dort in die Leber, wo sie die Produktion von Blutfetten beeinflussen können. Diese hohen Fettmengen bringen Probleme mit dem Fettstoffwechsel mit sich, was die Leber irgendwann überfordert. Dies kann dazu führen, dass sie allmählich verfettet und die gefürchtete Fettleber entsteht.

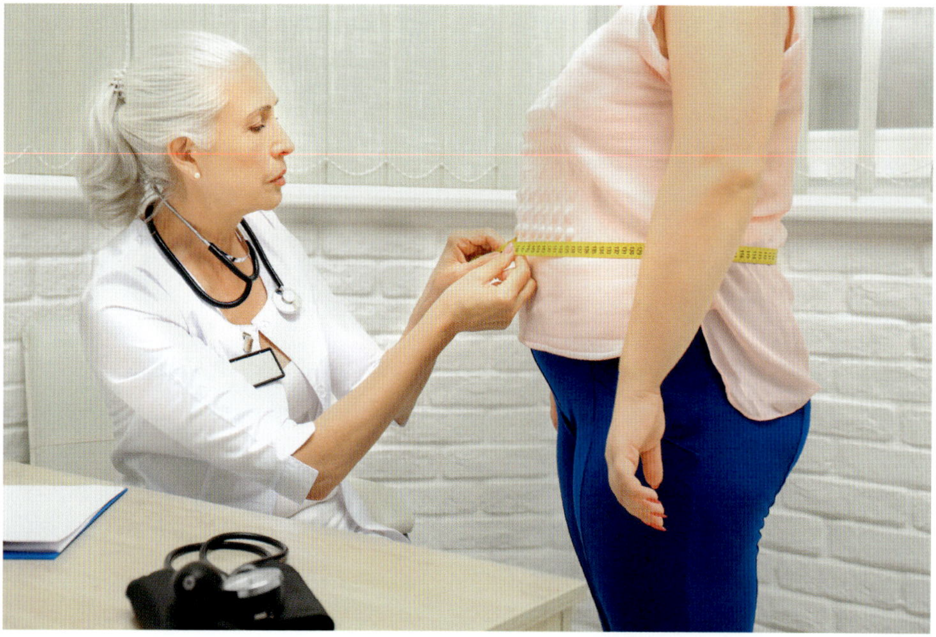

- **Krebs**: Auch das Krebsrisiko wird durch Bauchfett erhöht. Man geht davon aus, dass dies auf die chronisch-entzündlichen Prozesse zurückzuführen ist, die von den entzündungsfördernden Botenstoffen des viszeralen Fetts ausgelöst werden und über verschiedene Mechanismen das Krebsrisiko beeinflussen. Allen voran ist hier das C-reaktive Protein (CRP), das als Marker im Blut für eine unterschwellige Entzündung gilt, zu nennen. Steigen dessen Entzündungsproteine im Blut an, kann dies die Entstehung von Krebs begünstigen, da Entzündungen eine entscheidende Rolle bei der Entwicklung von Krebs spielen.

Vor allem das Brustkrebsrisiko ist erhöht, wenn der Körper zu viel viszerales Fett ansammelt, da dieses Östrogene an den Körper abgibt und ein zu hoher Östrogenspiegel ein großes Brustkrebsrisiko darstellt.

Studien haben außerdem ergeben, dass das Darmkrebsrisiko signifikant steigt, je mehr viszerales Fett ein Mensch hat. Das viszerale Fett steht insbesondere bei Männern in einem Zusammenhang mit der Entstehung von Adenomen im Darm, das sind Vorstufen von Darmkrebs.

- **Asthma**: Unser Zwerchfell zieht sich bei jedem Atemzug zusammen, schiebt die Bauchorgane nach unten und weitet den Brustkorb. Durch das Vakuum, das so in der Lunge entsteht, strömt die Atemluft herein.

  Liegt aber zu viel viszerales Fett im Bauch, kann dies den Atemvorgang maßgeblich stören, weil die Atmung flacher wird und es zu Kurzatmigkeit kommt. Dadurch wird die Lunge nicht mehr vollständig mit Luft gefüllt. Hinzu kommt, dass die durch das Viszeralfett freigesetzten Botenstoffe Entzündungsprozesse in der Lunge auslösen können, was wiederum in asthmatischen Beschwerden resultiert.

- **Alzheimer und Demenz**: Neueste Studien zeigen außerdem, dass ein starker Zusammenhang zwischen Viszeralfett und kognitivem Verfall, einschließlich Alzheimer und Demenz, besteht. Zu viel Bauchfett verursacht laut diesen Studien eine Verringerung des Gehirnvolumens, was das Risiko für Demenz und Alzheimer erhöht. Nach diesen Forschungen sorgt das viszerale Fett dafür, dass dreimal häufiger ein kognitiver Verfall entsteht als bei Menschen, die kein überschüssiges Bauchfett haben.

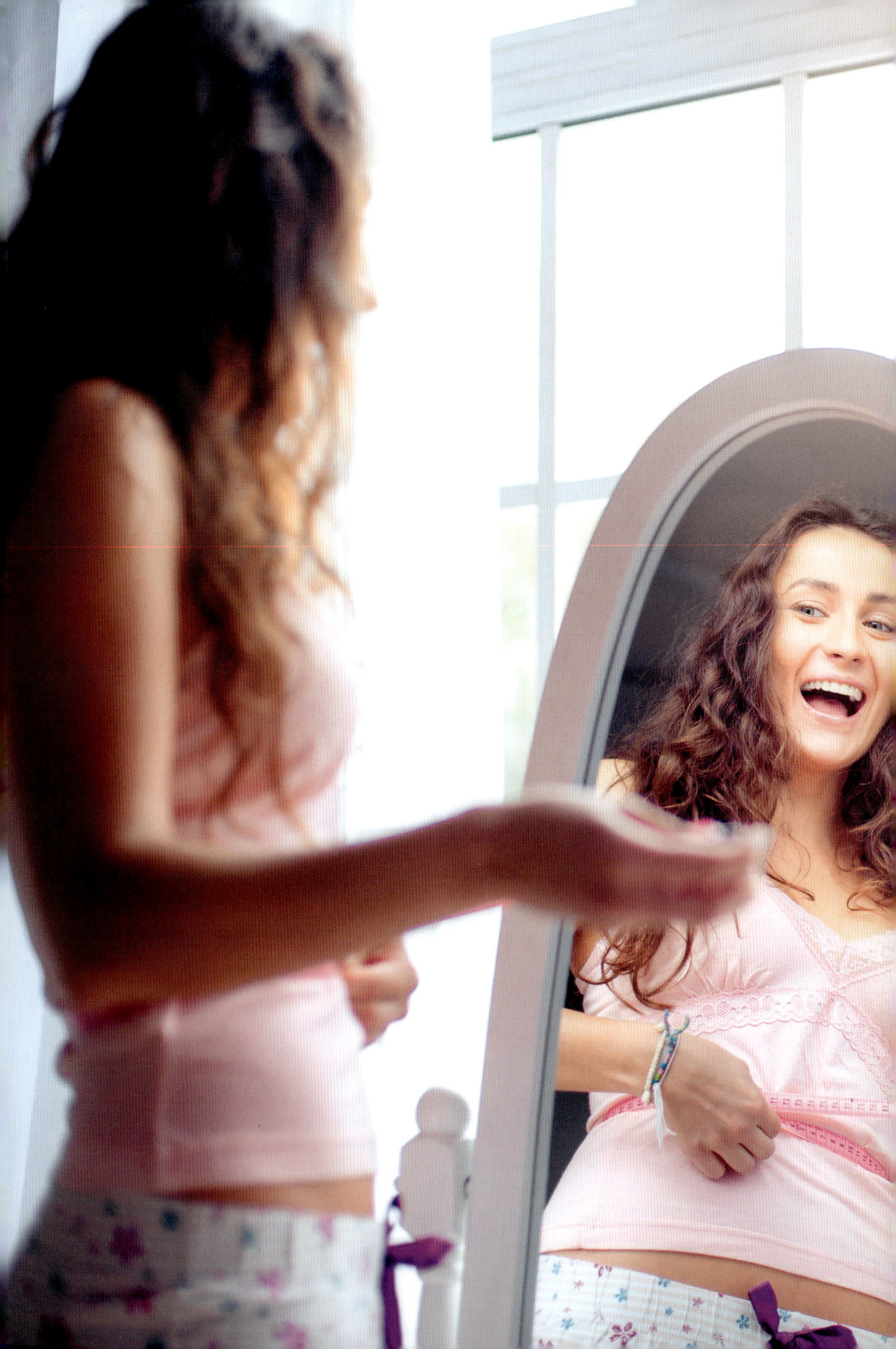

Ran an den Speck – so rücken Sie Ihrem Bauchfett zu Leibe

Nun geht es Ihrem Bauchfett an den Kragen: In diesem Kapitel erhalten Sie einen Fahrplan zur Reduktion des viszeralen Fetts, mit dem Sie sich von Ihrem ungeliebten Hüftgold verabschieden können.

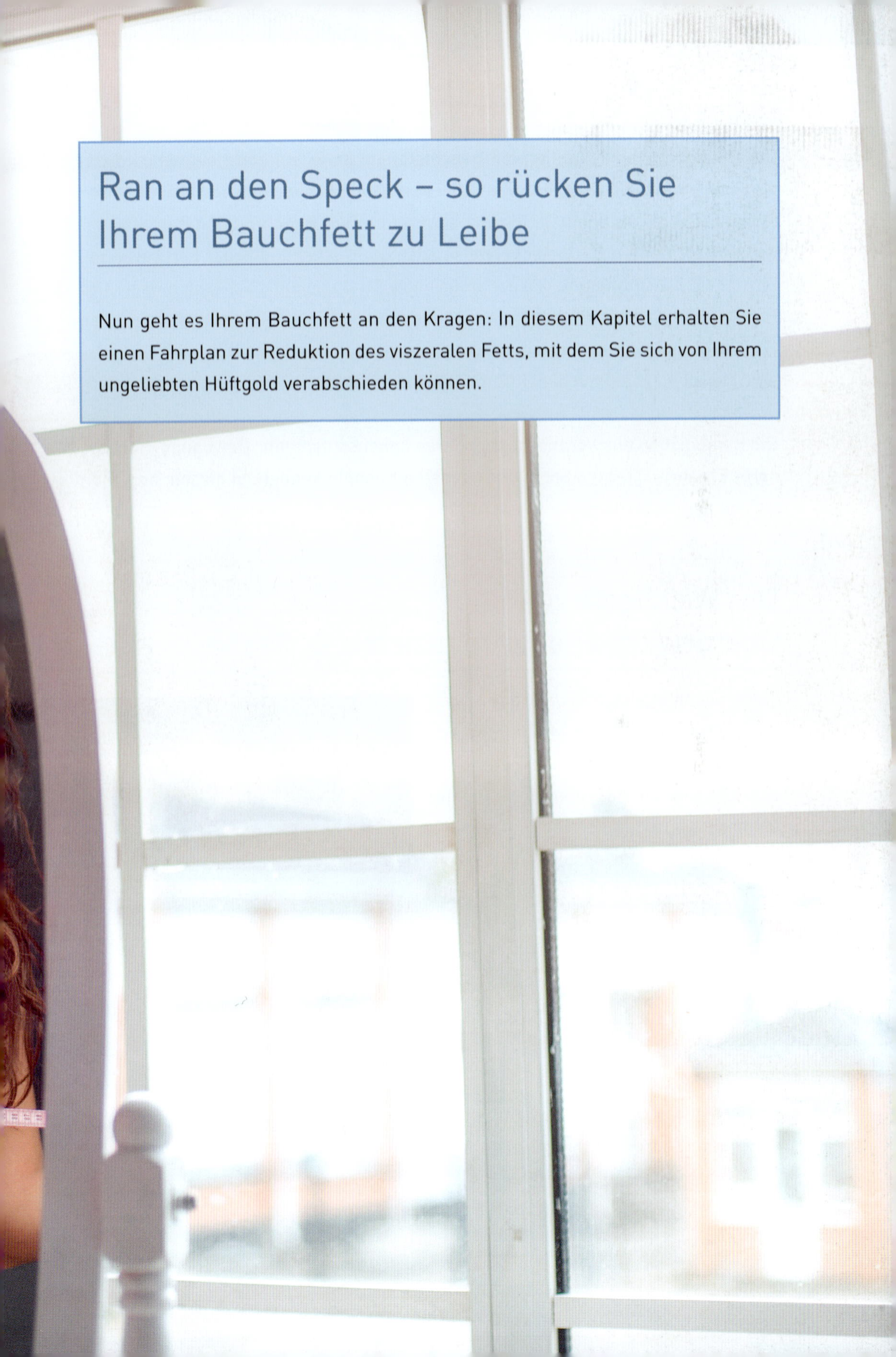

Das Geheimnis zur Reduktion von Bauchfett liegt darin, zunächst einmal ganz allgemein Fett abzubauen. Denn wenn Sie durch eine Ernährungsumstellung, mehr Sport und Veränderungen in Ihrem Lebensstil Ihrem Bauchfett den Kampf ansagen wollen, werden Sie logischerweise auch am restlichen Körper Fett verlieren. Ein allgemeines Abnehmen ist daher die beste Strategie, um auch gegen viszerales Fett anzugehen. Wenn Sie dann noch die im Kapitel »Bewegung tut gut« gezielten Bauchübungen in Ihren Alltag integrieren – zusätzlich zu einem Ausdauersport – wird sich schon bald auch an Ihrem Bauch etwas tun.

Die Kombination aus Veränderungen Ihres Lebensstils, mehr Bewegung und besserer Ernährung lernen Sie in den nächsten Kapiteln kennen. In diesem beginnen wir mit den Neuerungen in Ihrem Alltag.

Das Wichtigste zuerst: Übergewicht effektiv reduzieren

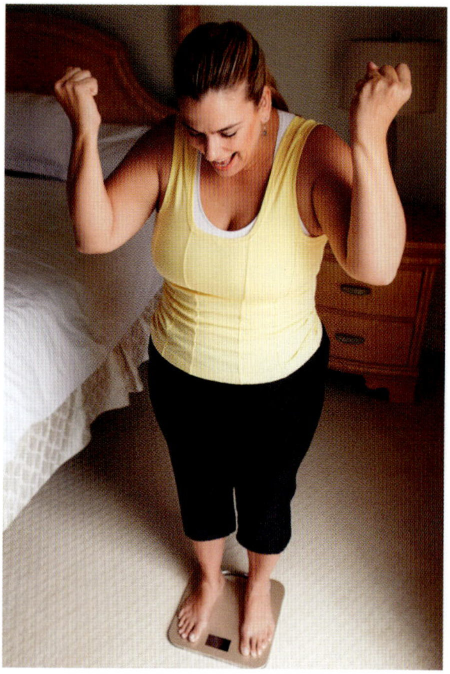

Wenn Sie übergewichtig oder gar adipös sind, ist die wichtigste Maßnahme zur Reduzierung des viszeralen Fetts ganz schlicht und einfach abnehmen. Denn je übergewichtiger Sie sind und je mehr Fettzellen Sie haben, desto größer sind die negativen Auswirkungen auf Ihre Gesundheit. Versuchen Sie daher am besten, Ihr Gewicht auf ein gesundes Maß zu bringen – das bedeutet in die Kategorie des Normalgewichts mit einem BMI von 18,5 bis 24,9 zu gelangen.

Die Reduktion des Übergewichts sollte dabei durch gesunde Maßnahmen erfolgen – Crashdiäten, dubiose Mittelchen etc.

sind hier wenig ratsam. Stattdessen sollten Sie Ihre Ernährung langfristig auf eine gesunde, möglichst kohlenhydratarme Ernährung umstellen. Keine Angst, das ist weder schwer noch langweilig und schmeckt richtig gut. Mehr dazu erfahren Sie im Kapitel »Ernährung für einen schlanken Bauch«, außerdem finden Sie im zweiten Teil des Buches köstliche Rezepte, die Sie beim Abnehmen unterstützen.

Bauen Sie außerdem körperliche Aktivitäten in Ihren Alltag ein, da diese Ihre Gewichtsreduktion maßgeblich unterstützen. Wenn Sie unsicher sind, welche Sportarten für Sie geeignet sind, konsultieren Sie am besten Ihren Arzt, der Sie dazu ideal beraten kann.

Welche Bewegungsarten für den Abbau des viszeralen Fetts besonders gut geeignet sind, erfahren Sie im Kapitel »Bewegung tut gut«.

Zur Ruhe kommen: Stress abbauen

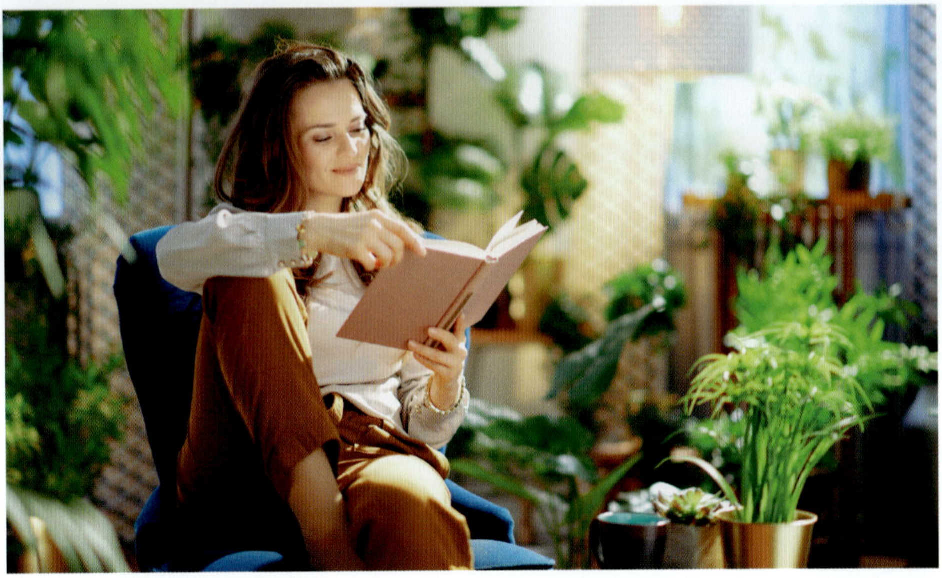

Ständiger Stress führt zu einem Überfluss an Stresshormonen, wie Cortisol, sodass Ihr Appetit steigt und Sie stressbedingt mehr essen. Außerdem wird vermehrt Ghrelin ausgeschüttet, wenn Sie gestresst sind, was dazu führt, dass ein noch größeres Hungergefühl entsteht und der Stoffwechsel sowie die Fettverbrennung ausgebremst werden. Und so geraten Sie ganz schnell in einen Teufelskreis aus stressbedingtem Essen, der zu mehr Übergewicht und mehr Bauchfett führt, was Sie frustriert und noch mehr stresst …

Treten Sie daher einmal einen Schritt zurück und denken Sie nach: Was verursacht meinen Stress, und was kann ich dagegen tun? Wenn Sie Ihre Stressverursacher herausgefunden haben, können Sie aktiv daran arbeiten, den Stress zu vermeiden und abzubauen.

Mit Ihrem Stress umzugehen, kann dabei auf ganz verschiedene Arten bewerkstelligt werden, von denen die meisten ganz einfach sind. Bauen Sie zum Beispiel bewusste Pausen in Ihren Alltag ein, nehmen Sie sich beispielsweise zwischendurch Zeit für einen kleinen Spaziergang. Lernen Sie auch wieder, sich zu entspannen und zu erholen und sich Zeit für sich selbst zu nehmen. Dazu können Sie ganz bewusst Zeiten in Ihrem Alltag einbauen, die Sie nur für sich und Ihre Entspannung einplanen.

Treiben Sie Sport, denn Bewegung ist einer der besten Stresskiller überhaupt. Zum einen bekommen Sie einfach den Kopf frei und kommen auf andere Gedanken, wenn Sie sich sportlich betätigen. Zum anderen baut Sport aktiv Stresshormone ab und sorgt für ein gutes Wohlgefühl.

Im Beruf wie im Privatleben können Sie auch ganz bewusst an Ihrem Zeitmanagement arbeiten, denn häufig entsteht Stress dadurch, dass man Aufgaben nicht richtig durchplant oder falsche Prioritäten setzt. Überlegen Sie zu Beginn einer Arbeitswoche oder eines Arbeitstages, welche Aufgaben erledigt werden müssen und in welcher Reihenfolge. Erstellen Sie ruhig dazu eine Liste und arbeiten diese Punkt für Punkt ab. So können Sie Ihren Arbeitstag gut strukturieren und haben am Ende des Tages viel eher das erledigt, was fertig werden musste.

Auch ganz bewusste Anti-Stress-Techniken und mentale Entspannungsmethoden können Ihnen beim Stressabbau helfen. Meditation und Yoga eignen sich beispielsweise sehr gut, um in einen entspannten und stresslosen Zustand zu kommen.

Entspannen Sie sich auch durch richtiges Atmen. Einfach mal tief durchzuatmen, klingt vielleicht banal, ist aber sehr wirksam. Wenn der Stress Sie übermannt, nehmen Sie sich einmal eine Minute Zeit, atmen Sie tief ein, halten einen Moment inne und atmen dann wieder tief aus. Wiederholen Sie dies einige Male, und stellen Sie sich bei jedem Ausatmen vor, dass Sie den Stress aus sich herausströmen lassen.

Viel Schlaf ist gesund – auch für Ihr Gewicht

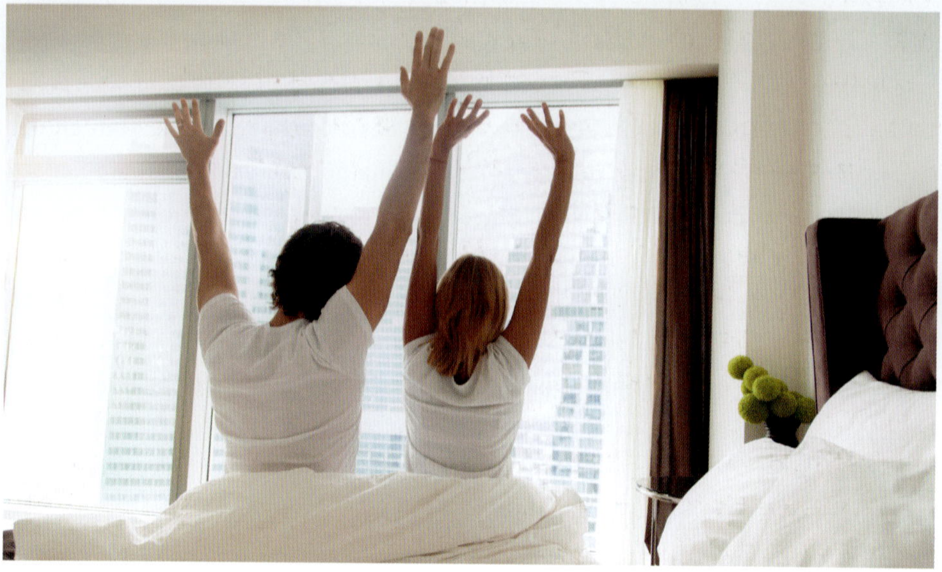

So trivial es klingt, so wahr ist es auch: Ein gesunder und erholsamer Schlaf wirkt sich positiv auf Ihre Gesundheit und vor allem auch auf Ihr Gewicht aus. Denn wie Sie ja nun wissen, verursacht zu wenig Schlaf eine Dysbalance der Hormone Leptin und Ghrelin – der Leptinspiegel sinkt, sodass unser Körper das Signal »Hunger« sendet, und der Ghrelinspiegel steigt, was den Appetit zusätzlich anregt. Versuchen Sie daher am besten, jeden Tag acht Stunden zu schlafen. Mit den folgenden Tipps klappt es bestimmt.

Richten Sie einen festen Rhythmus mit regelmäßigen Bettzeiten ein, gehen Sie also unter der Woche und möglichst auch am Wochenende (natürlich mit Ausnahmen) immer ungefähr zur gleichen Zeit ins Bett und stehen auch immer zur gleichen Zeit auf. Mit der Zeit gewöhnt sich der Körper an diesen Rhythmus, sodass die acht Stunden Schlaf nach einer Weile zur Selbstverständlichkeit werden.

Dunkelheit fördert einen guten Schlaf, daher bietet es sich an, bei geschlossenen Rollläden zu schlafen. Schalten Sie deswegen vor dem Zubettgehen künstliche Lichtquellen wie LED-Lampen aus. Geräte wie Handys oder Fernseher haben im Schlafzimmer nichts zu suchen, da dieser Raum ein Ort der absoluten Ruhe sein sollte.

Es ist außerdem hilfreich, mindestens eine Stunde vor dem Schlafengehen sämtliche Bildschirme auszuschalten, das heißt also kein Handy, kein Laptop, kein Fernseher. Der Grund dafür liegt zum einen darin, dass der hohe Blaulichtanteil der Bildschirme verhindert, dass der Körper das Schlafhormon Melatonin produziert. Zum anderen wird das Gehirn einer Reizüberflutung und Überstimulation ausgesetzt, nach der es erst einmal wieder zur Ruhe kommen muss, bevor an Schlaf zu denken ist.

Wenn Sie den Abend entspannt ausklingen lassen, trägt auch dies zu einem besseren Schlaf bei. Sehr gut geeignet sind hier beispielsweise kleine Rituale, wie das Trinken einer Tasse Kräutertee, Entspannungstechniken, Atemmeditationen, leise Musik oder ein abendlicher Spaziergang.

Verzicht auf Alkohol und Rauchen

Alkohol macht dick. Das ist ein Fakt, an dem es nichts zu beschönigen gibt, denn Alkohol hat viele Kalorien und enthält oftmals auch viel Zucker – und diese beiden Faktoren tragen, wie Sie ja wissen, maßgeblich zu Übergewicht bei.

Ein zu hoher Alkoholkonsum kann sogar die Einlagerung von viszeralem Fett begünstigen. Zusätzlich dazu hat Alkohol auch noch die negative Eigenschaft, den Fettabbau im Körper zu hemmen. Alles sehr gute Gründe, um im Kampf gegen das Bauchfett den Alkoholkonsum einzustellen oder auf ein Minimum einzuschränken.

Und Rauchen? Dass die giftigen Chemikalien in Tabakprodukten extrem gesundheitsschädlich sind, ist ja hinlänglich bekannt. Neben den bekannten gesundheitlichen Schäden, die Rauchen verursachen kann, macht Rauchen aber erstaunlicherweise auch dick.

Eine Studie der Universität Wien an Rauchern und Nichtrauchern hat dazu Erstaunliches aufgedeckt: Je mehr jemand raucht, desto höher sind sein Körpergewicht und auch sein BMI und desto schlechter sind seine Blutwerte. Starke Raucher hatten laut dieser Untersuchung sogar auf ein bis zu 10 kg höheres Körpergewicht als Gelegenheitsraucher und einen durchschnittlichen BMI von 27,5.

Dies lässt sich dadurch erklären, dass Nikotin für Fettablagerungen des Bauchraums sorgen kann und somit das gefürchtete viszerale Fett entsteht.

Dass es nicht leicht ist, das Rauchen aufzugeben, ist klar. Daher sollten Sie sich durchaus die Hilfe eines Arztes oder Heilpraktikers holen, der Sie hierzu beraten und Sie unterstützen kann.

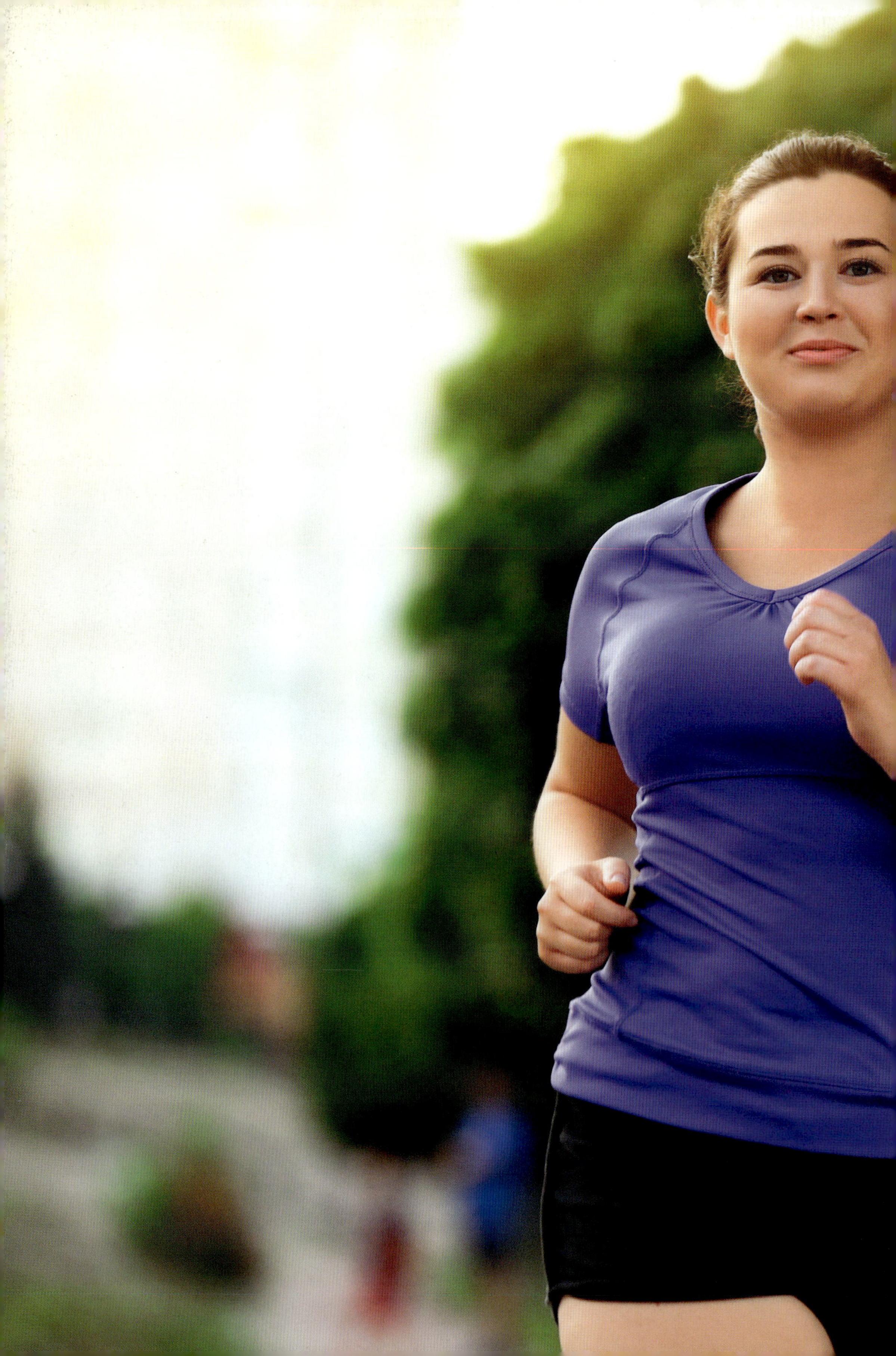

Bewegung tut gut

Um Bauchfett effektiv loszuwerden, sollten Sie regelmäßig Sport treiben und Ihren Körper mehrmals wöchentlich in Bewegung bringen. Am besten ist es, wenn Sie sowohl einen Ausdauersport betreiben als auch ganz gezielte Übungen für die Bauchmuskulatur durchführen.

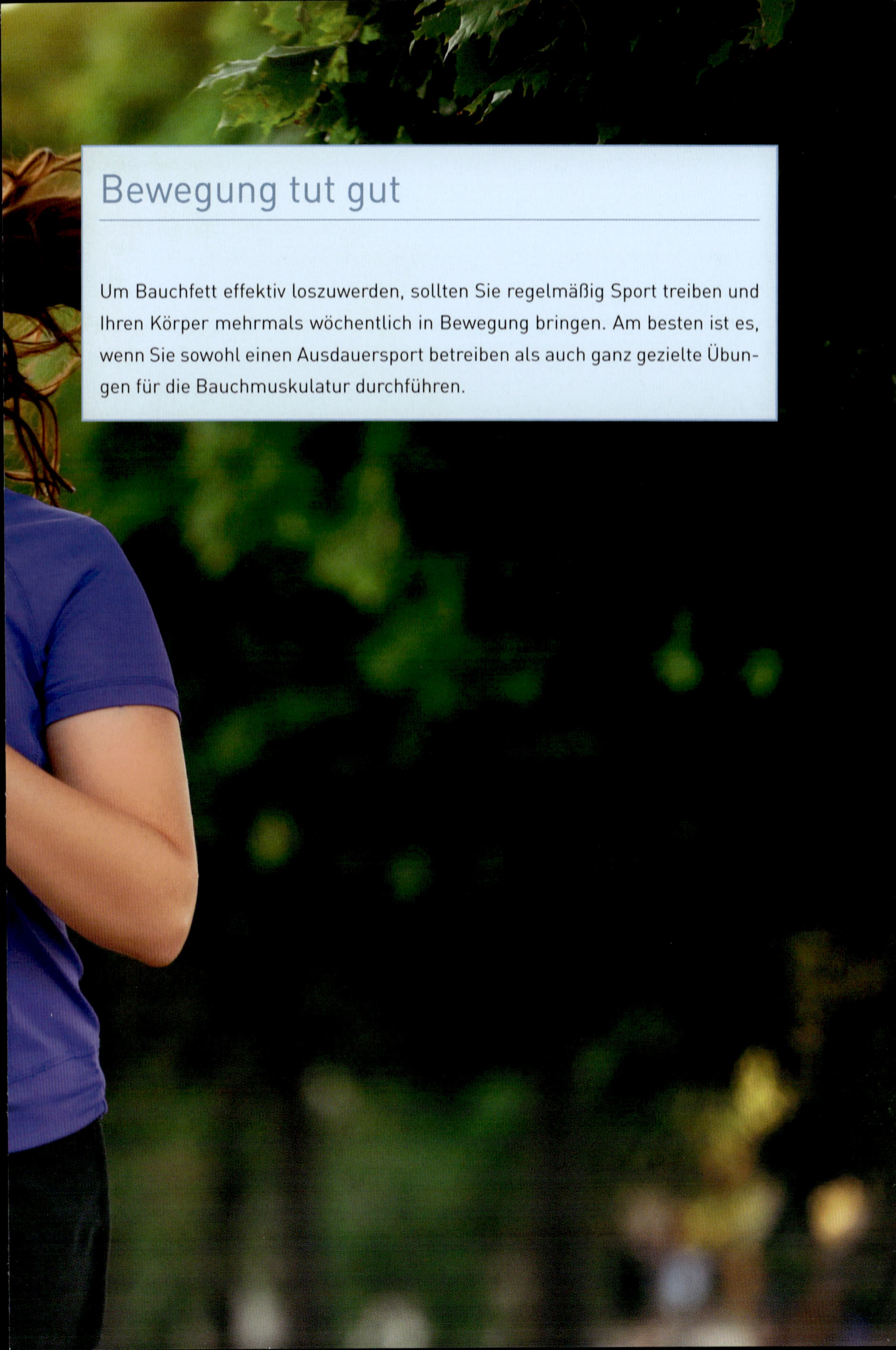

Der Schlüssel zu einem flachen Bauch liegt in einer Kombination aus Übungen, die die Bauchmuskeln straffen, und Ausdauertraining. Warum beides? Wenn Sie Ihr Bauchfett reduzieren wollen, müssen Sie ganz allgemein Körperfett loswerden, was am besten mithilfe einer Ausdauersportart geht, da bei dieser viele Kalorien verbrannt und Muskeln aufgebaut werden. Muskeln sind deswegen nicht zu verachten, weil eine verbesserte Muskulatur bedeutet, dass sich der Grundumsatz an Kalorien erhöht und mehr Energie verbraucht wird. Je mehr Muskeln ein Mensch hat, desto höher ist nämlich seine Fettverbrennung, und daher wird auch das viszerale Fett, also das gefährliche Bauchfett, somit besser abgebaut. Zusätzlich dazu können Sie mit gezielten Übungen Ihre Bauchmuskulatur stärken und so das Bauchfett noch besser abbauen.

Ausdauertraining

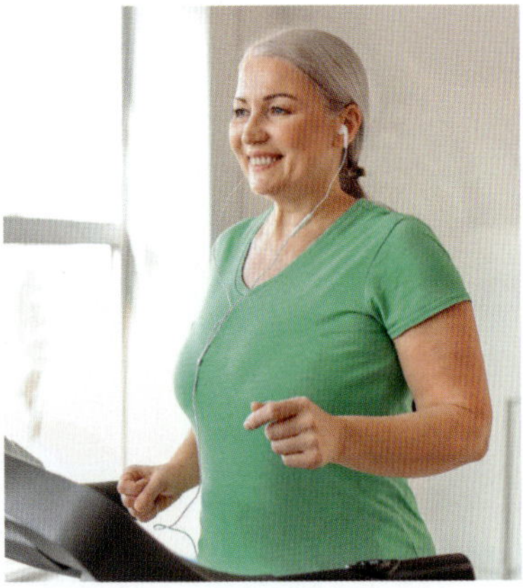

Es ist ideal, wenn Sie zweimal wöchentlich eine Ausdauersportart ausüben, um Muskelmasse aufzubauen und damit die Fettverbrennung effektiv anzukurbeln. Welche Sportart Sie auswählen, ist dabei natürlich Ihnen überlassen und hängt von Ihren Vorlieben ab, zum Beispiel ob Sie lieber draußen oder drinnen trainieren. Natürlich ist auch eine Kombination verschiedener Sportarten möglich, so könnten Sie vielleicht ein- oder zweimal in der Woche joggen und einmal zum HIIT-Training gehen. Wofür auch immer Sie sich entscheiden, wichtig ist nur, dass Sie regelmäßig in Bewegung kommen und dabei auch am Ball bleiben.

Hier einige Vorschläge:

- **Jogging**: Joggen ist ein idealer Ausdauersport, den man immer und überall durchführen kann. Man verbrennt dabei viele Kalorien, pumpt viel Sauerstoff durch die Muskeln und entwickelt nach und nach eine gute Ausdauer. Wenn

Sie untrainiert sind, empfiehlt es sich, mit kleinen Laufeinheiten zu starten, bei denen Sie im Wechsel joggen und zügig gehen. Später können Sie dann größere Strecken laufen und so Ihre Ausdauer immer weiter steigern.

- **Radfahren**: Radfahren ist eine top Ausdauersportart, die gerade für Übergewichtige gut geeignet ist, weil die Gelenke nicht so stark belastet werden. Wichtig beim Radfahren ist, dass Sie zwischendurch immer mal wieder mit einem schnellen Tempo fahren und idealerweise auch einmal Bergstrecken einbauen. So entwickeln Sie nach und nach eine gewisse Ausdauer.

- **Heimtrainer/Fahrrad-Ergometer**: Ein Training auf dem Heimtrainer oder Fahrrad-Ergometer eignet sich sehr gut für regelmäßige Trainingseinheiten, um die Ausdauer zu fördern. Und das Praktische: Man kann damit sogar trainieren, während man normalerweise nichts tun würde – stellen Sie sich das Gerät doch einfach vor den Fernseher und nutzen es abends während des Fernsehens statt nur auf dem Sofa zu liegen.

- **Crosstrainer**: Auf einem Crosstrainer ist der ganze Körper im Einsatz, Arme, Beine und Rumpf werden trainiert. Somit ist er ideal geeignet, um die Ausdauer zu steigern, den Muskelaufbau zu fördern und Fett zu verbrennen. Das Positive an einem Crosstrainer ist außerdem, dass verschiedene Bewegungsformen wie Laufen, Treppensteigen, Skilanglauf oder Intervalltraining möglich sind.

- **Schwimmen**: Schwimmen ist eine ganz besonders gelenkschonende Sportart, da man im Wasser nur ungefähr ein Zehntel seines Gewichts spürt. Daher eignet es sich ganz hervorragend als Ausdauersportart für Übergewichtige. Natürlich ist hierbei mit Schwimmen nicht ein klein wenig Plätschern im Wasser gemeint, sondern ein intensives Schwimmtraining, bei dem Sie zügig Ihre Bahnen ziehen.

- **HIIT**: HIIT steht für High Intensity Interval Training (hoch intensives Intervalltraining). Bei diesem Training wechseln sich hoch intensive Phasen mit kurzen Ruhephasen ab. Mit diesem Wechselspiel zwischen Belastungs- und Erholungsphasen werden der Körper und der Stoffwechsel so richtig in Schwung gebracht, und die Sauerstoffaufnahme wird gesteigert. Diese Sauerstoffmehraufnahme hält auch nach dem Training noch an und sorgt für einen lang anhaltenden und erhöhten Kalorienumsatz – den sogenannten Nachbrenneffekt. Nach einem HIIT-Training werden daher noch für einige Stunden mehr Kalorien als im Normalzustand verbrannt, was von großem Vorteil ist, weil diese Energie aus Fettzellen gezogen wird.

Gezielte Übungen für einen schlanken Bauch

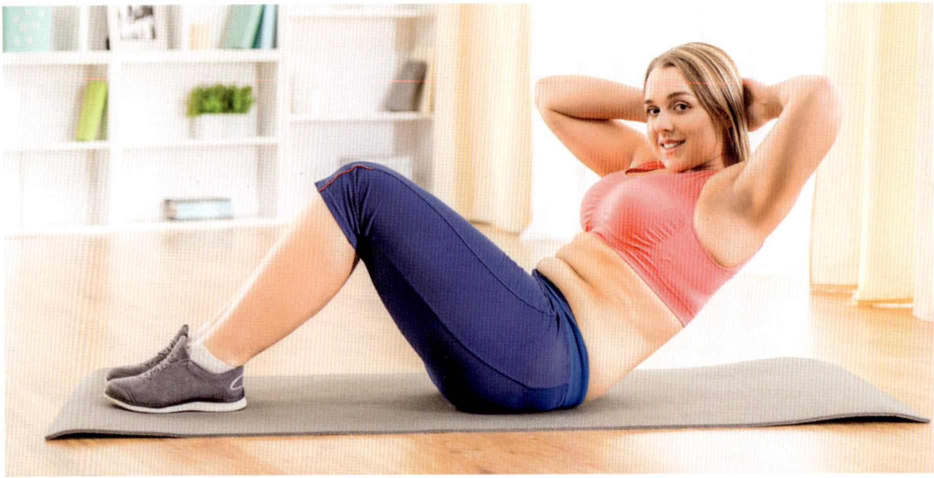

Mit ganz gezielten Übungen können Sie Ihre Bauchmuskulatur stärken und so dem Bauchfett entgegenwirken. Diese sollten Sie mindestens zweimal wöchentlich zusätzlich zu Ihrem restlichen Sportprogramm durchführen, da diese Übungen Sie effektiv dabei unterstützen, Ihren Bauch zu formen und Muskeln aufzubauen. Natürlich dürfen Sie auch öfter trainieren, denn je mehr Sie für Ihren Bauch tun, desto mehr wird er es Ihnen danken.

Im Folgenden finden Sie daher 15 Übungen für den Bauch, die Sie beliebig kombinieren können. Noch untrainierte Personen sollten nicht mehr als fünf unterschiedliche Übungen in einer Trainingseinheit miteinander kombinieren – am besten eine Kombination, die sowohl die geraden als auch die seitlichen Bauchmuskeln anspricht. Sind Sie später etwas geübter, können Sie die Intensität natürlich steigern, indem Sie weitere der Übungen in Ihr Training aufnehmen und/oder die Wiederholungsrate erhöhen.

In welcher Reihenfolge Sie die Übungen durchführen, können Sie selbst entscheiden, Sie sollten jedoch auf jeden Fall die Übungen anfangs je 10-mal bzw. 15-mal hintereinander machen, dann einige Sekunden pausieren und dann die nächste Übung machen. Die Wiederholungsrate für jede Übung finden Sie jeweils am Ende jeder Beschreibung. Wenn Sie etwas trainierter sind, können Sie die Wiederholungsrate der Übungen steigern.

Sit-ups

Sit-ups trainieren die geraden Bauchmuskeln und gelten als eine der effektivsten Übungen für den Bauch.

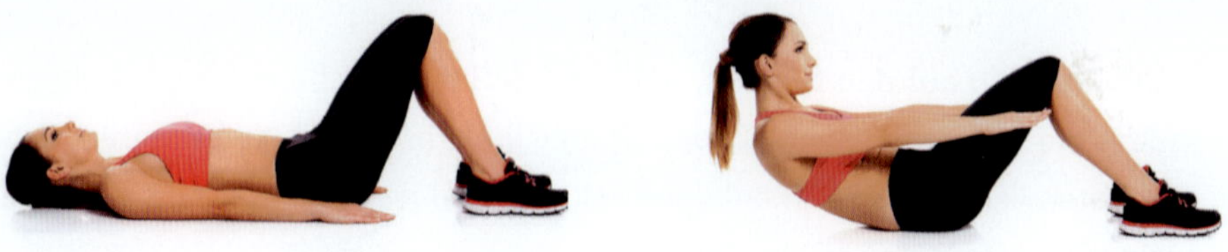

Ausführung

1. Legen Sie sich auf den Rücken, und stellen Sie die Füße auf dem Boden auf, die Füße sollten dabei knapp hüftbreit stehen. Legen Sie die Arme mit den Handflächen nach unten gerade neben dem Körper ab.

2. Spannen Sie nun die Bauchmuskeln an und heben Kopf und Schulter vom Boden. Kommen Sie dann mit dem gesamten Oberkörper inklusive der Arme nach oben, bis der Oberkörper sich senkrecht zum Boden befindet.

3. Senken Sie den Oberkörper nun langsam und kontrolliert wieder ab, bis Sie in der Ausgangsposition sind. Dann die Übung in dieser Form in der gewünschten Durchgangszahl wiederholen.

Wiederholungen Anfangs 10-mal, später 15-mal

Crunch

Der Crunch ist eine klassische Übung, um überschüssiges Fett am Bauch abzubauen und die Bauchmuskulatur zu trainieren und zu straffen.

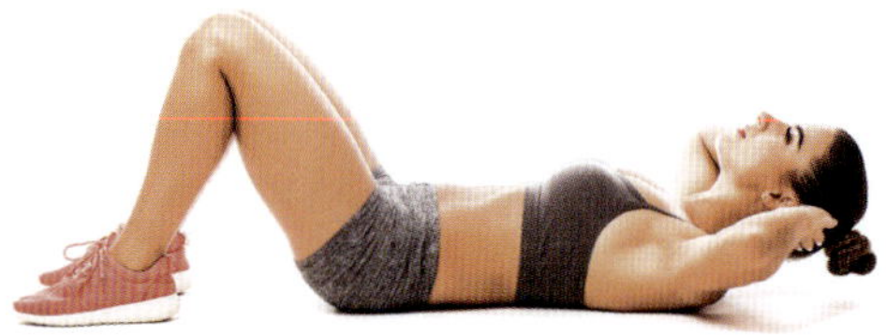

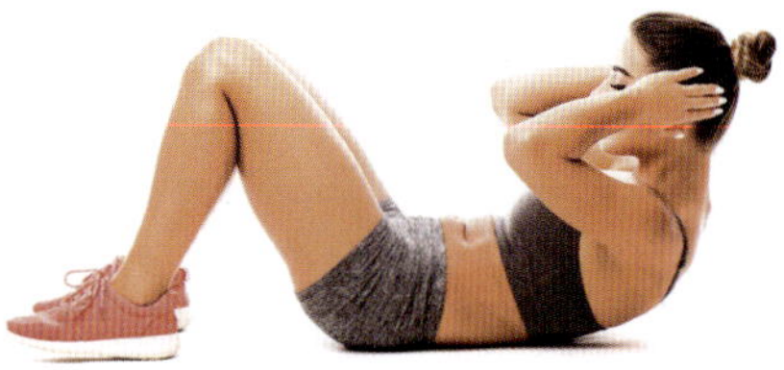

Ausführung

1. Legen Sie sich auf den Rücken, und stellen Sie die Füße auf dem Boden auf, sodass die Fußsohlen flach auf dem Boden stehen. Die Hände berühren an beiden Seiten den Kopf, die Ellenbogen zeigen dabei jeweils nach außen. Der Kopf berührt den Boden nicht, der Blick ist nach oben gerichtet.

2. Heben Sie nun die obere Rückenpartie inklusive der Schulterblätter vom Boden ab und bewegen diese in Richtung Ihrer Knie. Nun senken Sie den Oberkörper langsam wieder zurück, halten dabei aber die Spannung – dies bedeutet, dass Kopf, Arme und Schultern in der Luft bleiben und den Boden bis zum Ende der Übung nicht berühren.

3. Gehen Sie nun wieder nach oben und wiederholen die Übung in dieser Form in der gewünschten Durchgangszahl.

Wiederholungen Anfangs 10-mal, später 15-mal

Diagonaler Crunch

Der diagonale Crunch ist gut dazu geeignet, die schräge Bauchmuskulatur zu trainieren.

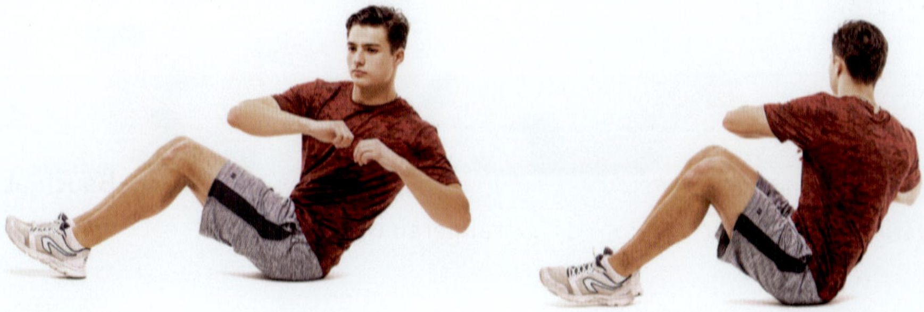

Ausführung

1. Legen Sie sich auf den Rücken, und stellen Sie die Füße auf dem Boden auf. Die Hände berühren an beiden Seiten den Kopf, die Ellenbogen zeigen dabei jeweils nach außen, alternativ sind die Hände vor der Brust platziert und die Ellenbogen zeigen nach außen. Der Kopf berührt den Boden nicht, der Blick ist nach oben gerichtet.

2. Heben Sie nun die obere Rückenpartie inklusive der Schulterblätter vom Boden ab und bewegen diese in Richtung Ihrer Knie – aber anders als beim Crunch gehen Sie nicht gerade nach oben, sondern führen Ihre linke Schulter zu Ihrem rechten Knie. Bleiben Sie in dieser Position und bringen Sie die rechte Schulter zum linken Knie. Richten Sie nun die Schultern wieder gerade aus und senken den Oberkörper langsam wieder zurück, halten dabei aber die Spannung – dies bedeutet, dass Kopf, Arme und Schultern in der Luft bleiben und den Boden bis zum Ende der Übung nicht berühren.

3. Beim nächsten Hochgehen bringen Sie zunächst die rechte Schulter zum linken Knie und drehen dann die linke Schulter zum rechten Knie. Wiederholen Sie die Übung mit jeder Seite mindestens 10-mal.

Wiederholungen	Anfangs 10-mal pro Seite, später 15-mal pro Seite

Double Crunch

Double Crunches trainieren sehr effektiv die oberen und unteren Bauchmuskeln.

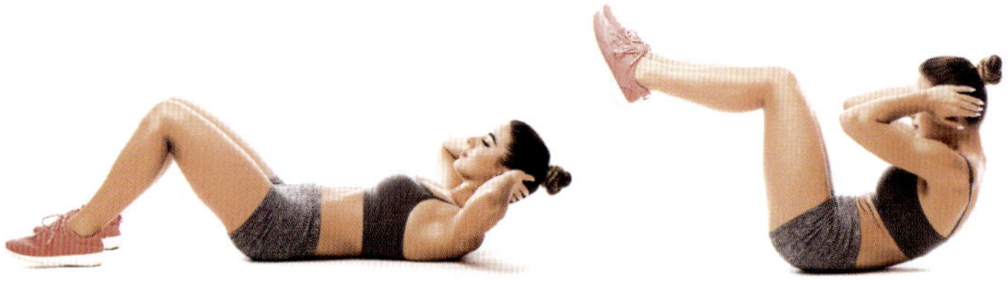

Ausführung

1. Legen Sie sich auf den Rücken, und stellen Sie die Füße auf dem Boden auf, sodass die Fußsohlen flach auf dem Boden stehen. Die Hände berühren an beiden Seiten den Kopf, die Ellenbogen zeigen dabei jeweils nach außen.

2. Spannen Sie die Bauchmuskeln an, um die Schultern und den oberen Rücken vom Boden abzuheben. Heben Sie gleichzeitig die Füße an und ziehen die Knie in Richtung der Brust.

3. Halten Sie diese Position kurz, kehren dann in die Ausgangsposition zurück und wiederholen.

Wiederholungen Anfangs 10-mal, später 15-mal

Schere

Die Schere trainiert vor allem die unteren, geraden Bauchmuskeln.

Ausführung

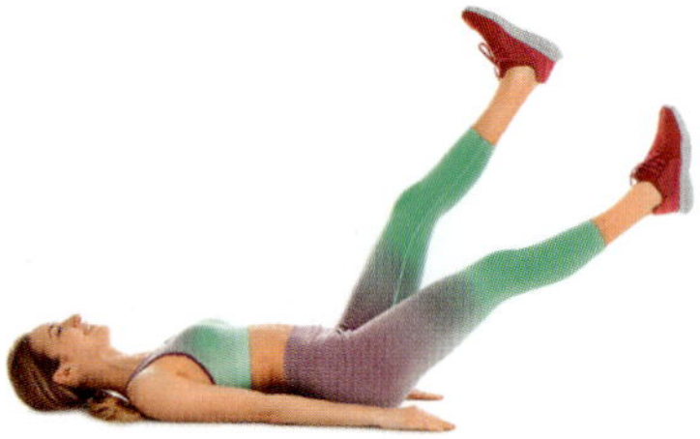

1. Legen Sie sich flach auf den Rücken, die Arme liegen mit den Handflächen nach unten neben dem Körper. Heben Sie nun

die Beine in die Luft und spannen dabei den Bauch an. Die Knie behalten eine ganz leichte Beugung, die Beine also nicht ganz durchstrecken.

2. Beginnen Sie nun mit abwechselnden Scherenbewegungen, indem Sie das linke Bein nach unten und dabei gleichzeitig das rechte nach oben bewegen. Wenn das untere Bein fast den Boden erreicht, kehren Sie die Bewegung um – die Beine berühren den Boden während der Übung nicht und bleiben gestreckt.

Wiederholungen	Anfangs 10-mal, später 15-mal

Käfer

Eine sehr effektive Bauchübung ist der Käfer, da hier sowohl die geraden als auch die seitlichen Bauchmuskeln trainiert werden.

Ausführung

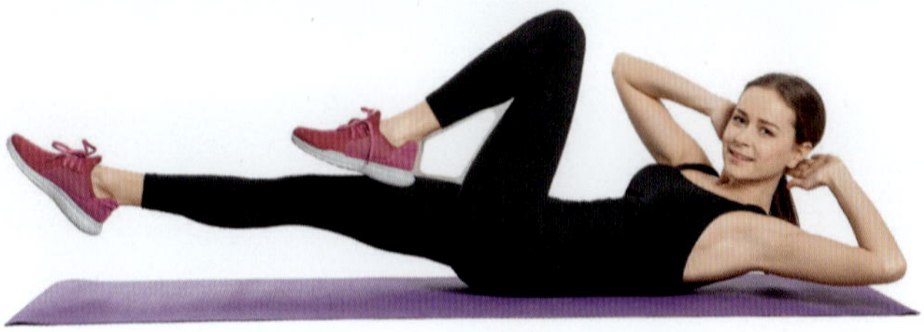

1. Legen Sie sich auf den Rücken, die Beine nach vorn ausgestreckt. Die Hände berühren an beiden Seiten den Kopf, die Ellenbogen zeigen dabei jeweils nach außen. Nun heben Sie die Schultern ein klein wenig vom Boden ab und ziehen die Knie zum Oberkörper.

2. Strecken Sie nun das rechte Bein und winkeln das linke Knie an, sodass es zum Körper zeigt. Führen Sie gleichzeitig den rechten Ellenbogen zum linken, angewinkelten Knie. Gehen Sie dann in die Ausgangsposition zurück und wiederho-

len die Übung mit der anderen Seite, also rechtes Knie zum Körper ziehen und linke Schulter zum rechten Knie bringen.

3. Wiederholen Sie diese Übung pro Seite mindestens 10-mal.

Wiederholungen Anfangs 10-mal pro Seite, später 15-mal pro Seite

Bergsteiger

Diese Übung beansprucht viele Teile des Körpers, wie Beine, Po und Arme, und trainiert zudem auch effektiv die Bauchmuskulatur.

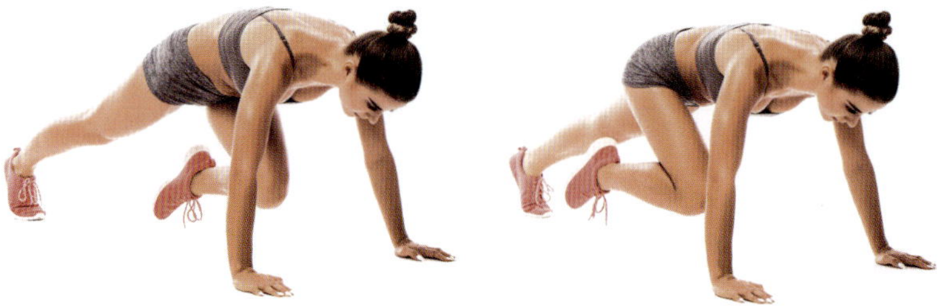

Ausführung

1. Nehmen Sie eine Liegestützposition ein, bei der die Handflächen unter die Schultern auf den Boden gestellt werden, die Arme gestreckt. Die Beine sind nach hinten ausgestreckt und stehen auf den Zehenspitzen. Ihr Rücken sollte gerade bleiben.

2. Ziehen Sie nun im Wechsel springend das rechte und linke Knie in Richtung Brustkorb, wobei das jeweils andere Bein gerade nach hinten gestreckt ist. Dabei sollten sich beide Beine gleichzeitig bewegen – während ein Knie nach vorne gebracht wird, geht das andere Bein nach hinten.

Wiederholungen Anfangs 15-mal, später 20-mal

Brücke

Die Brücke trainiert den Bauch, die Beine und den Po und stärkt außerdem den gesamten Oberkörper.

Ausführung

1. Legen Sie sich flach auf den Rücken, die Arme liegen mit den Handflächen nach unten neben dem Körper. Winkeln Sie Ihre Knie an, sodass die Füße fest auf dem Boden stehen.

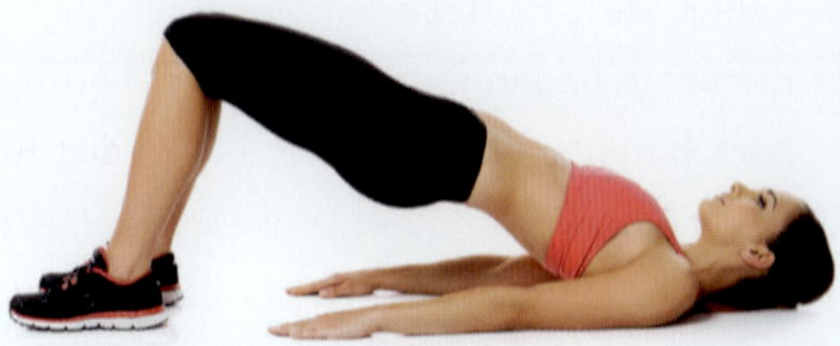

2. Drücken Sie nun die Hüfte und den Bauch langsam nach oben, bis zwischen Ihren Knien und Ihren Schultern eine gerade Linie entsteht.

3. Halten Sie diese Position einige Sekunden und senken Hüfte und Bauch dann langsam wieder ab. Anschließend wiederholen Sie die Übung in Ihrer aktuell möglichen Wiederholungsrate.

Wiederholungen Anfangs 10-mal, später 15-mal

Beinheben

Beinhebe-Übungen sind sehr gut dazu geeignet, die untere Bauchmuskulatur zu trainieren.

Ausführung

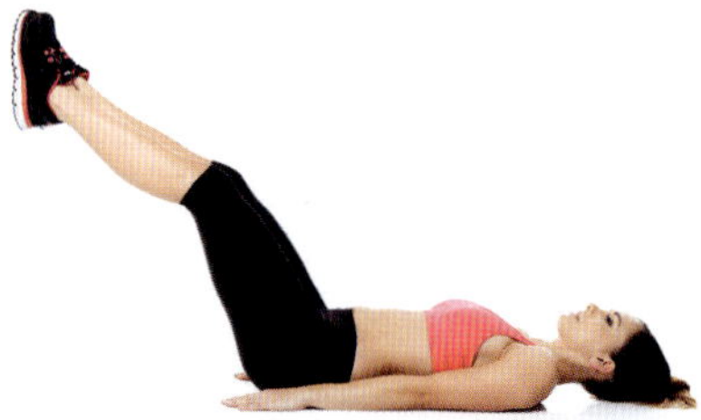

1. Legen Sie sich flach auf den Rücken, die Arme liegen mit den Handflächen nach unten neben dem Körper.

2. Heben Sie nun die Beine vom Boden, sodass sich diese ungefähr in einem 90 Grad-Winkel zum Rumpf befinden. Halten Sie die Position einige Sekunden und senken die Beine dann wieder ab.

Für ein Training der schrägen Bauchmuskeln können Sie diese Übung wie folgt abändern:

3. Wenn Sie die Beine angehoben haben, beugen Sie die Beine langsam zu einer Seite. Senken Sie dabei die Beine so weit Sie können zur Seite ab, ohne dass die Schulterblätter sich vom Boden abheben. Bringen Sie dann die Beine wieder mittig zum Körper und senken sie ab.

4. Bei der nächsten Übung senken Sie die Beine zur anderen Seite hin ab, um die Bauchmuskeln auf beiden Seiten anzusprechen.

Wiederholungen Anfangs 10-mal, später 15-mal

Hüftheben

Das Hüftheben ist eine gute Übung, um die geraden Bauchmuskel zu trainieren.

Ausführung

1. Legen Sie sich flach auf den Rücken, die Arme liegen mit den Handflächen nach unten neben dem Körper. Heben Sie nun die Beine in die Luft und spannen dabei den Bauch an.

2. Heben Sie jetzt langsam die Hüfte an, wobei die Beine nach oben gestreckt und Arme und Rücken auf dem Boden bleiben. Halten Sie diese Position einen Atemzug lang und senken dann die Hüfte wieder ab.

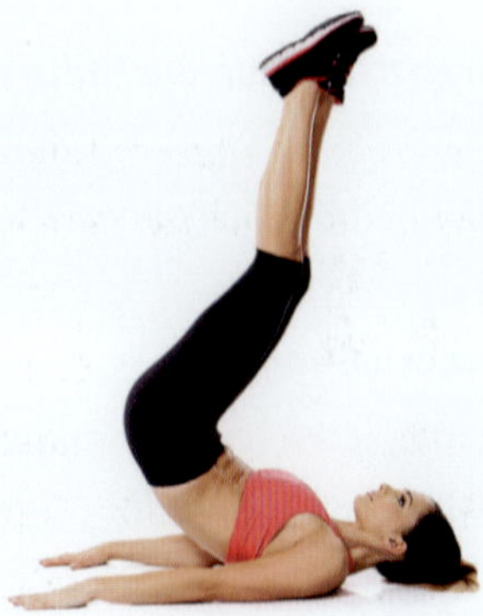

Wiederholungen Anfangs 10-mal, später 15-mal

Seitliches Hüftheben

Diese Übung trainiert vor allem die seitliche, schräge Bauchmuskulatur und sollte daher ergänzend zu den anderen Übungen durchgeführt werden.

Ausführung

1. Legen Sie sich auf die Seite, und stützen Sie sich mit dem Unterarm des unteren Armes auf dem Boden ab, wobei sich der Ellenbogen direkt unter dem Schultergelenk befindet. Die Beine liegen ausgestreckt auf-

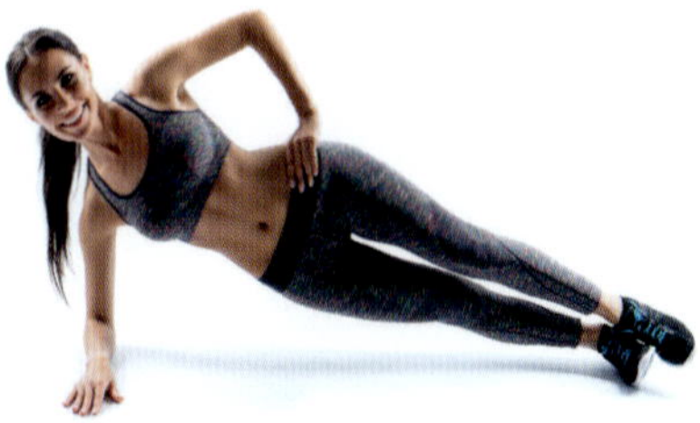

einander, der gesamte Körper bildet eine gerade Linie. Der obere Arm ist angewinkelt, die Hand in der Hüfte.

2. Heben Sie nun die Hüfte vom Boden ab, halten diese Position einen Atemzug und senken sie wieder in Richtung Boden – lassen Sie die Hüfte dabei aber nicht ganz bis zum Boden sinken, sodass kein Bodenkontakt entsteht.

3. Heben Sie nun die Hüfte wieder an und wiederholen die Übung 10-mal.

4. Drehen Sie sich danach herum und wiederholen die Übung mit der anderen Seite.

Wiederholungen Anfangs 10-mal pro Seite, später 15-mal pro Seite

Klappmesser

Das Klappmesser ist eine sehr effektive Bauchmuskelübung, die sowohl die obere als auch die untere Bauchmuskulatur trainiert.

Ausführung

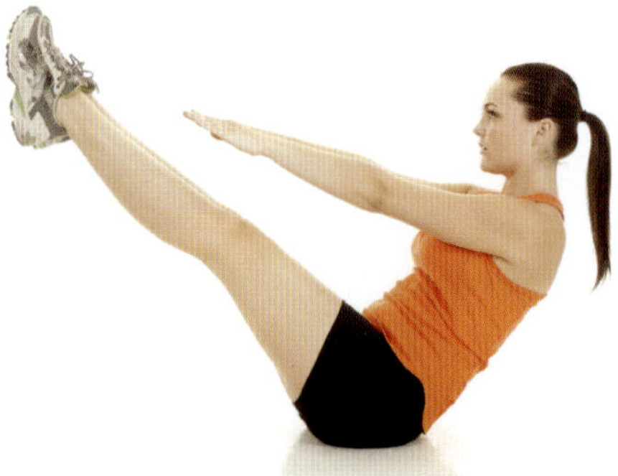

1. Legen Sie sich gerade auf den Rücken und strecken Sie die Arme nach hinten über den Kopf.

2. Heben Sie nun die Arme und Beine gleichzeitig zur Körpermitte hin an, bis Ihre Hände die Unterschenkel berühren. Halten Sie diese Position eine Ein- und Ausatemphase lang und lassen Sie sich dann langsam wieder nach hinten sinken.

Wiederholungen Anfangs 15-mal, später 20-mal

Unterarmstütz

Bei dieser Übung, die auch Plank genannt wird, werden die Bauchmuskeln stark trainiert, sie fordert aber auch den Trizeps sowie die Schulter-, Brust- und Beinmuskeln.

Ausführung

1. Legen Sie sich auf den Bauch und richten Sie sich aus dieser Position heraus auf, indem Sie die Unterarme auf dem Boden abstützen, sie sollten schulterbreit und parallel zueinander liegen. Die Ellenbogen sollten sich unter der Schulter befinden.

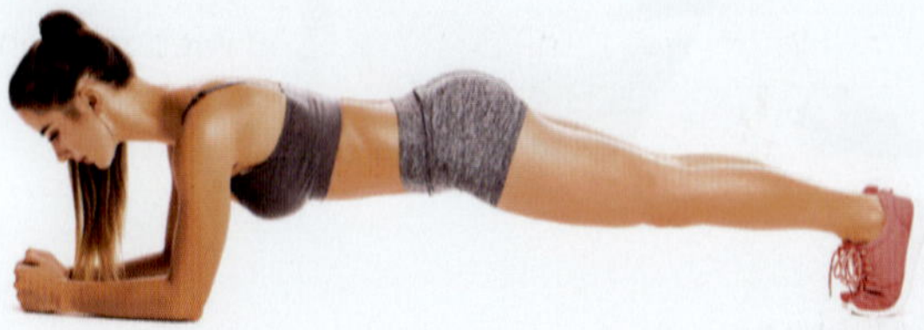

2. Stellen Sie sich dann auf die Fußspitzen und bringen so die Hüfte und Beine nach oben.

3. Bilden Sie mit Ihrem Körper eine gerade Linie und spannen Bauch und Po fest an. Halten Sie diese Position, so lange Sie können, anfangs 20 Sekunden, wenn Sie trainierter sind, auch länger.

Wiederholungen Anfangs 10-mal 20 Sekunden, später 15-mal 40 Sekunden

Navasana

Navasana ist eine Übung aus dem Yoga, die die Bauchmuskeln, die Beine und den unteren Rücken stärkt.

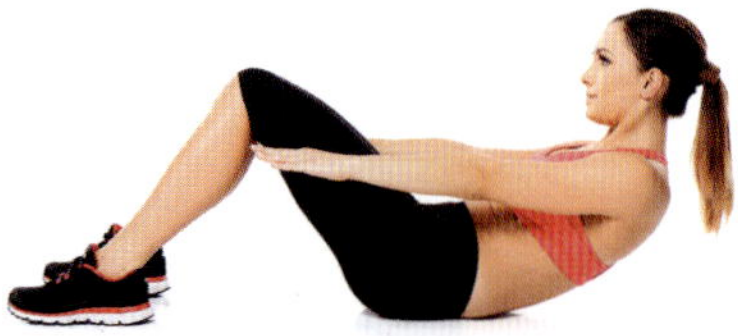

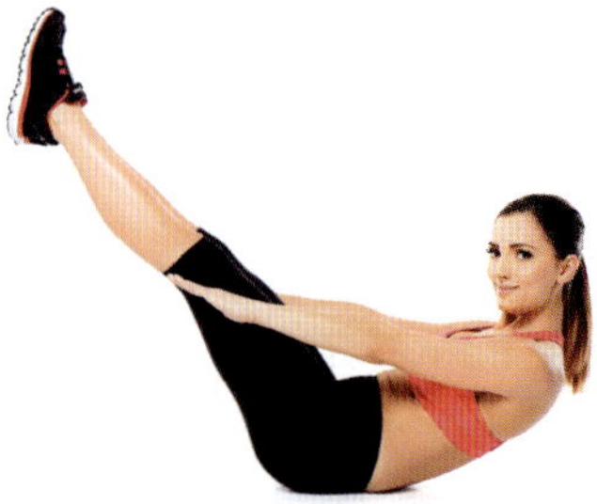

Ausführung

1. Setzen Sie sich mit gebeugten Knien und flachen Füßen auf den Boden.

2. Lehnen Sie sich leicht zurück und strecken Sie die Arme gerade vor sich aus.

3. Heben Sie die Füße vom Boden ab, spannen Sie dabei den Bauch an und strecken die Beine in einem Winkel von ungefähr 45 Grad. Halten Sie Ihren Oberkörper so aufrecht wie möglich, sodass er mit den Beinen eine V-Form bildet.

4. Halten Sie die Knie 20 bis 30 Sekunden lang gestreckt, wobei Sie sich mit Ihrem Körpergewicht auf Ihre Bauchmuskeln stützen.

Wiederholungen Anfangs 15-mal, später 20-mal

Russische Drehung

Die russische Drehung beansprucht insbesondere die schrägen Bauchmuskeln und trainiert effektiv die tiefliegenden Bauchmuskeln.

Ausführung

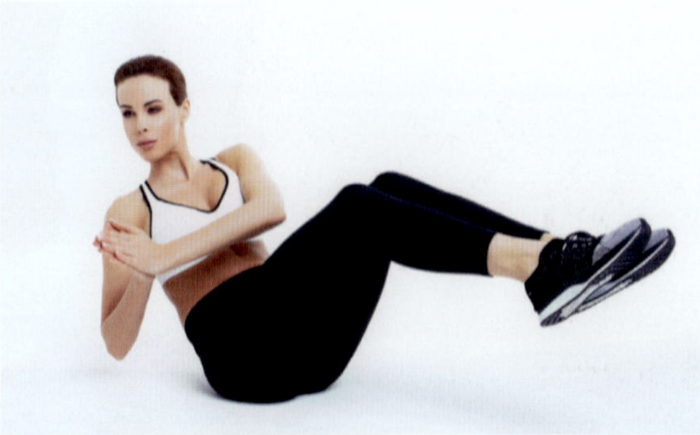

1. Setzen Sie sich mit dem Po auf den Boden und stellen Sie die Beine angewinkelt vor sich auf. Halten Sie die Arme vor der Brust, wobei sich die Hände berühren. Lehnen Sie den Oberkörper ungefähr im 45 Grad Winkel nach hinten und halten dabei den Rücken gerade. Spannen Sie den Bauch an und heben die Füße einige Zentimeter in die Luft.

2. Drehen Sie den Oberkörper so weit wie möglich nach rechts, wobei die Bewegung im Rumpf stattfindet und Hüfte sowie Beine nahezu unbewegt bleiben. Halten Sie diese Position eine Sekunde und drehen dann den Oberkörper langsam zur anderen Seite, wo Sie die Position wieder eine Sekunde halten.

3. Achten Sie bei der Übung darauf, dass Ihr Rücken die ganze Zeit gerade bleibt und der Kopf stets in Verlängerung der Wirbelsäule ist. Wiederholen Sie diese Übung auf jeder Seite 10-mal.

Wiederholungen Anfangs 10-mal pro Seite, später 15-mal pro Seite

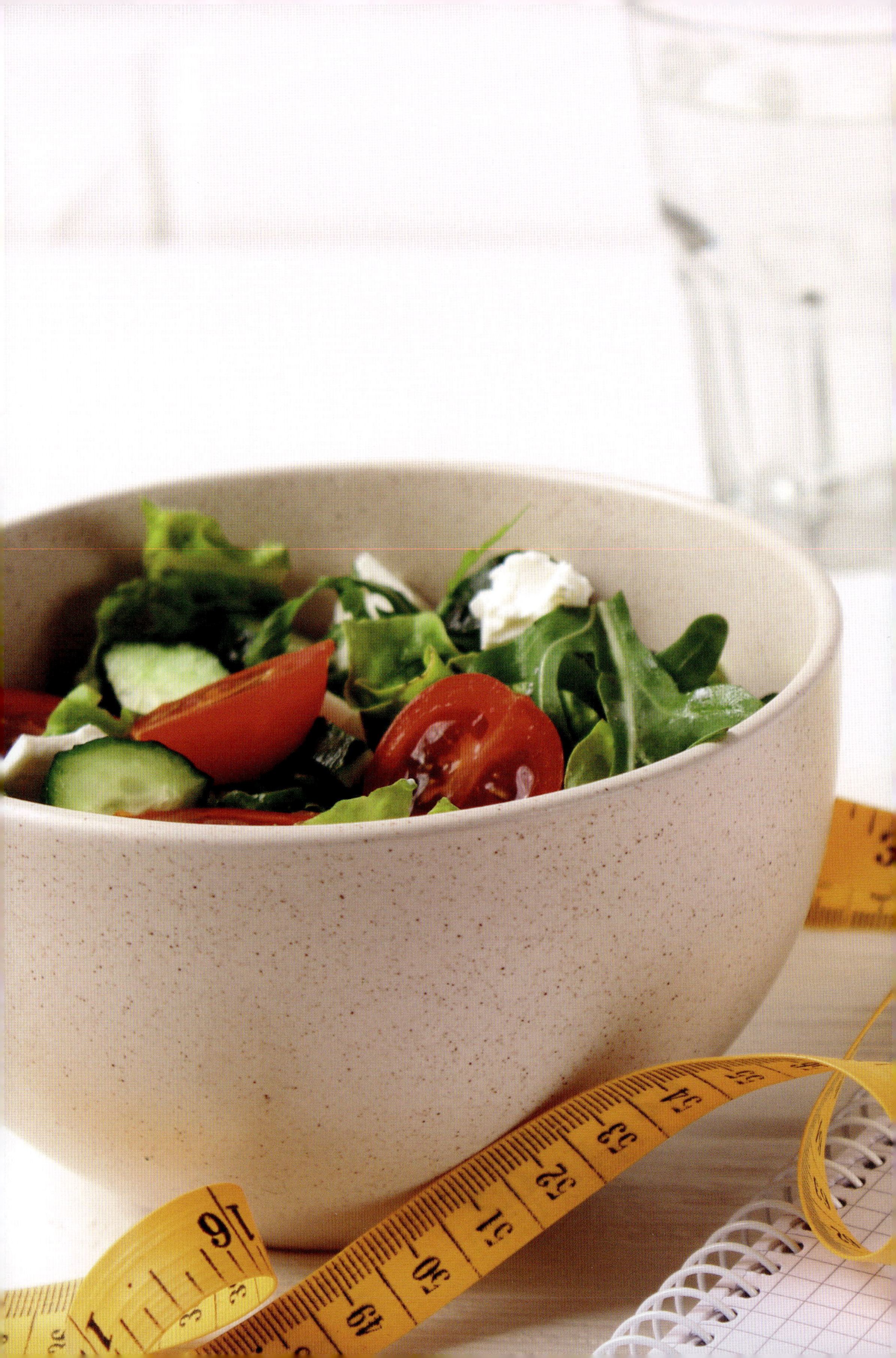

Ernährung für einen schlanken Bauch

Mit einer Reduzierung des Übergewichts können Sie auch Ihr Bauchfett aktiv bekämpfen. Eine Ernährung, die auf dem Low Carb-Prinzip basiert, ist hierfür genau der richtige Weg.

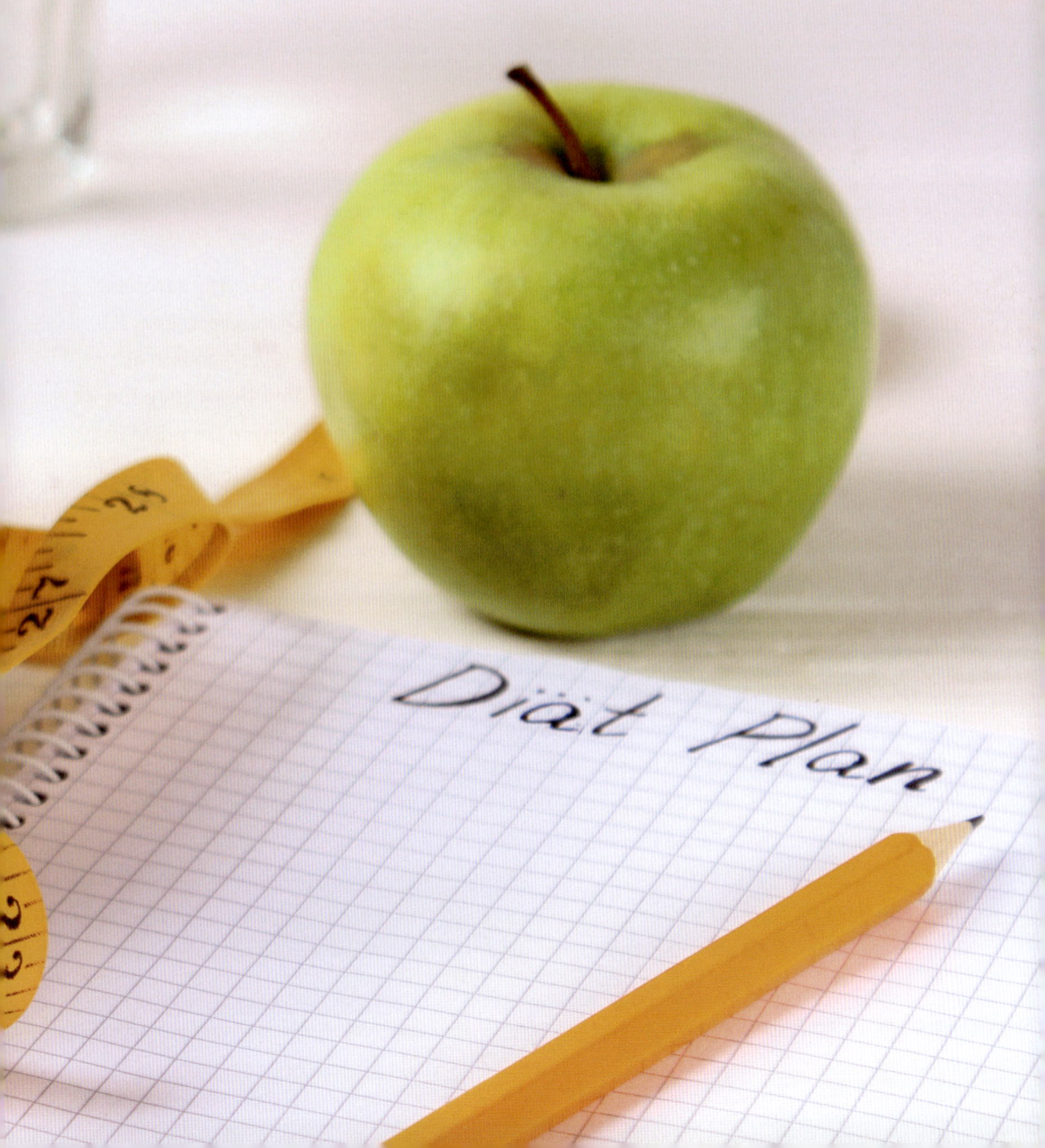

Eine gesunde und bewusste Ernährung sowie eine langfristige Umstellung auf die neue Ernährungsweise ist der Schlüssel zu einer effektiven Reduzierung des Übergewichts und des viszeralen Bauchfetts. Würden Sie nur kurzzeitig Ihre Ernährung umstellen oder sogar eine mehr oder weniger ungesunde Crashdiät durchführen, würde sich das zwar vielleicht positiv auf Ihrer Waage zeigen, aber auch zum gefürchteten Jo-Jo-Effekt führen. Wenn Sie hingegen dauerhaft am Ball bleiben, nehmen Sie auf gesunde Art und Weise ab und sorgen dafür, dass auch das Bauchfett verschwindet. Sie brauchen sich dabei keine Sorgen zu machen, dass eine gesunde Ernährung langweilig oder verzichtreich ist. Es gibt eine ganze Reihe von köstlichen Lebensmitteln, die Sie problemlos konsumieren können, und Sie müssen bei wenigen anderen Nahrungsmitteln zudem darauf achten, dass Sie zu den richtigen greifen – also die richtigen Fette, Süßungsmittel etc. Keine Angst, wir lassen Sie auf diesem Weg nicht allein und zeigen Ihnen im Folgenden, wie die neue und gesunde Ernährung funktioniert.

Die Vorteile einer Ernährungsumstellung liegen auf der Hand: Sie reduzieren Ihr Gewicht, und das auch an den Stellen, an denen die meisten Diäten versagen. Sie ernähren sich wesentlich gesünder, was sich nicht nur auf Ihre Kilos, sondern auch auf Ihr restliches Wohlbefinden positiv auswirkt. Sie können Ihre Gewichtsreduktion langfristig halten und nehmen nicht wieder zu. Eine gesunde Low Carb-Ernährung ist lecker und abwechslungsreich, auch wenn Sie das vielleicht erst einmal gar nicht vermuten.

Mit Low Carb gesund abnehmen

Mit einer gesunden, kohlenhydratreduzierten Ernährung, die man auch Low Carb nennt, können Sie sehr gut Übergewicht und auch viszerales Bauchfett abbauen und Ihr Wunschgewicht halten. Komplizierte Regeln und Kopfzerbrechen über Kalorien- oder Fettpunktezählen gibt es hier nicht, da die Low Carb-Ernährung super einfach ist, wie Sie im Folgenden sehen werden.

Bei der Low Carb-Ernährung (engl. low = niedrig, carbohydrates = Kohlenhydrate) steht im Vordergrund, den Anteil an Kohlenhydraten in der Ernährung deutlich zu reduzieren. Dies bedeutet also, dass vor allem stärke- und zuckerreiche Lebensmittel, wie beispielsweise Weißbrot, Pasta, weißer Reis, Zucker, Säfte etc., zum größten Teil nicht mehr verzehrt werden.

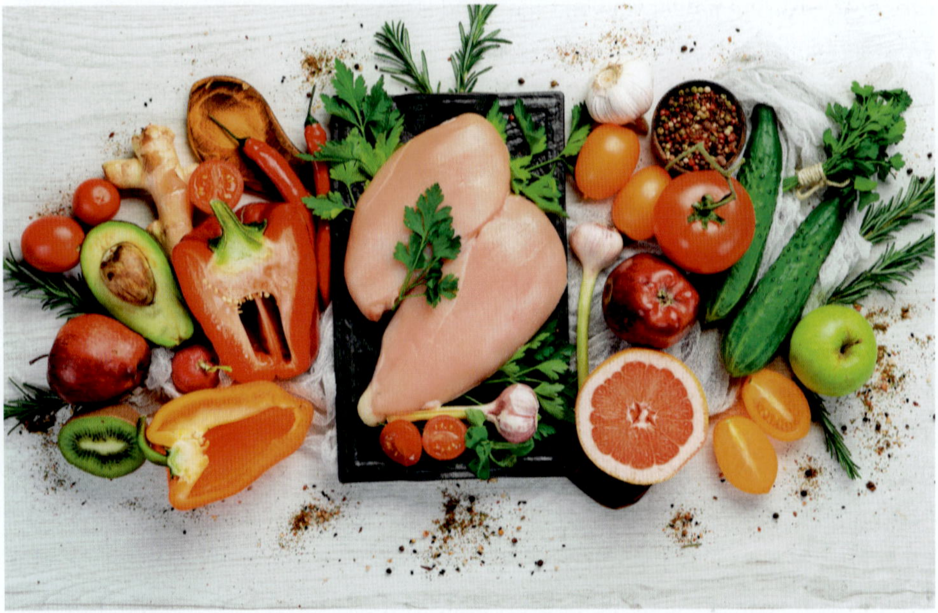

Stattdessen stehen auf dem Speiseplan viel Gemüse, Salate, frische Früchte mit reichlich Ballaststoffen und gesunden Vitalstoffen sowie reichlich eiweißhaltige Nahrung wie Fleisch, Geflügel und Fisch, Milchprodukte und Nüsse sowie Hülsenfrüchte. Ebenfalls enthalten sind hochwertige Fette und Pflanzenöle.

Gute Kohlenhydratlieferanten, wie Vollkornprodukte und Kartoffeln, sind in kleinen Mengen erlaubt, denn das Ziel ist ja »Low Carb«, also weniger Kohlenhydrate, nicht der gänzliche Verzicht.

Sogar Kohlenhydrate aus raffinierten Getreideprodukten wie etwa aus Weißmehl und Süßwaren sowie zuckergesüßte Getränke sind nicht gänzlich verboten, obwohl es besser ist, sie ganz wegzulassen. Ab und zu sind sie jedoch in Ordnung. Bedenken Sie bei diesen Lebensmitteln: Je weniger Sie davon essen, desto positiver wirkt sich das auf Ihre Figur und Ihre Gesundheit aus.

Warum Low Carb gesund ist und beim Abnehmen hilft

Eine moderate Low Carb-Ernährung, bei der die Aufnahme der Kohlenhydrate maßvoll und nicht vollständig reduziert wird, ist ideal zum Fettabbau. Das liegt daran, dass Kohlenhydrate einen Anstieg des Blutzucker- und Insulinspiegels bewirken, weswegen durch eine Reduzierung der Kohlenhydrate schwankende Werte und Heißhungerattacken der Vergangenheit angehören und eine Gewichtszunahme begünstigt wird. Außerdem gewährleistet die Kombination aus wasser-, ballaststoff- und eiweißreichen Lebensmitteln eine ausreichende und lang anhaltende Sättigung und unterstützt den Stoffwechsel. Und ganz nebenbei unterstützt der nun geringe Insulinspiegel die Fettverbrennung, hemmt die Fettspeicherung und sorgt so dafür, dass vorhandene Fettpolster schmelzen. Zudem versorgt eine Low Carb-Ernährung den Körper optimal mit Nährstoffen.

Die Low Carb-Ernährung kommt den Bedürfnissen unseres Stoffwechsels und seinem ursprünglichen biologischen Programm deswegen voll und ganz entgegen, weil die Zusammensetzung der Nahrung weitgehend der unserer Urahnen entspricht. Dieses Ernährungsmuster erkennen unsere Gene sofort und können die Nahrung optimal verwerten, sodass unser Organismus alle wichtigen Vitalstoffe erhält und optimal versorgt wird. Da unser Körper alle essenziellen Nährstoffe bekommt und der Stoffwechsel optimal funktioniert, wird der Energiebedarf lange Zeit aus den Fettzellen gedeckt, ohne dass man Hunger bekommt – uns so wird das Abnehmen ideal begünstigt.

Zudem ist die Low Carb-Küche alles andere als kompliziert und lässt sich problemlos in den Alltag integrieren. Außerdem bietet Low Carb eine breite geschmackliche Vielfalt und ist dadurch abwechslungsreich und lecker. Und – was ganz wichtig ist: Sie können sich satt essen und müssen überhaupt nicht hungern. So fällt es leicht, die Ernährung auf Dauer umzustellen und nicht nur schlank zu werden, sondern auch schlank zu bleiben.

Einstieg in die Low Carb-Ernährung

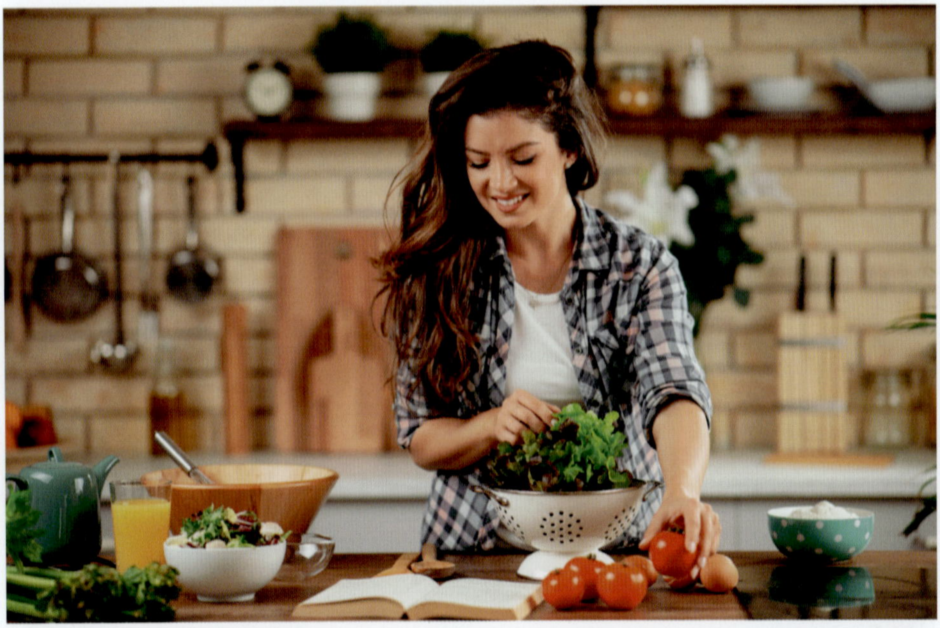

Jetzt möchten Sie sicher wissen, wie man sich eigentlich Low Carb ernährt. Dazu zunächst einmal eine ganz grobe Regel für die Aufnahme von Kohlenhydraten: Eine moderate Form der Low Carb-Ernährung mit einer Kohlenhydratzufuhr von 80 bis 130 g pro Tag ist ideal. Dabei gibt es keine drastischen Einschränkungen oder gar Verbote – und genau das macht die Low Carb-Ernährung so flexibel und praktisch. Denn wer sich nach dieser Methode ernährt, muss nicht hungern, verzichten oder langweilig essen. Ab und zu sind auch mal »schlechte« Kohlenhydrate wie ein Brötchen, eine Portion Kartoffeln oder Pasta und sogar das ein oder andere Stückchen Schokolade oder Kuchen erlaubt – aber bitte nicht so oft und nur in Maßen.

Die Basis der Low Carb-Ernährung bilden Gemüse, Salate, Pilze und zuckerarme Obstsorten, zudem hochwertige Eiweißlieferanten wie Käse, Eier, Fleisch oder Fisch, außerdem gesunde Fette und Öle sowie Nüsse und Saaten. Diese Nahrungsmittel liefern nicht nur wertvolle Nährstoffe, sondern auch jede Menge Geschmack.

Essen Sie viel Gemüse und Obst

Die Basis der Low Carb-Ernährung bilden Gemüse, Pilze, Salate und zuckerarmes Obst, da diese Lebensmittel eine geringe Wirkung auf den Blutzucker haben.

Gemüse

Der absolute Star unter den Low Carb-Lebensmittel ist Gemüse. Gemüse steckt voller Vitamine, »guter« Kohlenhydrate, Eiweiß und Mineralstoffen – und ist kalorienarm. Die darin enthaltenen Ballaststoffe sind wichtig für den gesamten Stoffwechsel, senken die Blutfettwerte, binden Gallensäure und fördern die Verdauung. Sie füllen den Magen und quellen im Darm auf, wodurch sie sehr gut sättigen. Daher ist Gemüse das perfekte Nahrungsmittel, von dem wir laut gängigen Empfehlungen mindestens drei Portionen täglich zu uns nehmen dürfen – mehr sind auch in Ordnung, und Sie dürfen Ihre Gemüseportionen auch in den Rezepten, die Sie weiter hinten im Buch finden, gerne vergrößern – je nachdem, wie groß Ihr Hunger ist.

Bei Ihrer Gemüseauswahl dürfen Sie natürlich ganz bunt mischen, denn je abwechslungsreicher Ihr Speiseplan ist, desto leichter fällt Ihnen auch das Abnehmen. Frisches Gemüses ist dabei natürlich am besten, aber auch Tiefkühl-Gemüse ist in Ordnung – achten Sie dann aber darauf, dass es reines Gemüse und keine Zubereitung ist, da sich in diesem Zusätze verstecken können, die Sie weder wollen noch brauchen.

Bei der bunten Vielfalt an Gemüse, das Sie unbedenklich schlemmen können, sind Ihnen keine Grenzen gesetzt. Hierbei sind grundsätzlich alle Gemüsesorten erlaubt, die Sie sich vorstellen können, und zudem noch Algen, Sprossen und natürlich sämtliche Kräuter.

Lediglich bei Kartoffeln und Süßkartoffeln sollten Sie nicht zu oft und viel zuschlagen. Diese Lebensmittel dürfen Sie natürlich genießen, aber bitte nicht in dem unbeschränkten Maß wie die anderen Gemüsesorten, da sie einen vergleichsweise hohen Kohlenhydratgehalt haben. Dennoch sind beide gesund, enthalten wertvolle Nährstoffe und sind recht fettarm. Daher sollten sie bei einer ausgewogenen Ernährung nicht fehlen – nur eben nicht im selben Maß wie anderes Gemüse. Und noch ein kleiner Tipp: Probieren Sie mal Topinambur, die tolle Knolle hat weniger Kalorien, ist lecker und vielseitig und kann genauso zubereitet werden wie die Kartoffel.

Obst

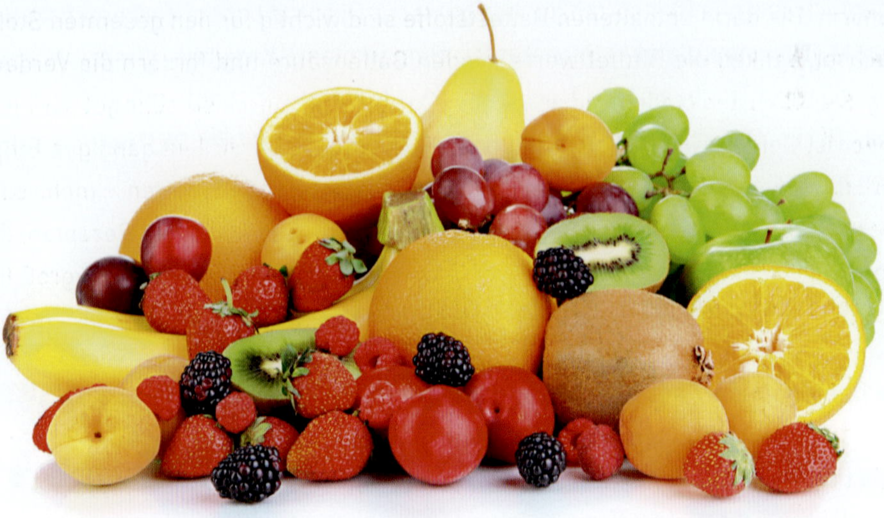

Auch zwei Portionen Obst sollten Sie täglich verzehren, denn Obst ist gesund, da es jede Menge Vitamine und Ballaststoffe enthält, die unser Körper benötigt. Wenn Sie ein Obstmuffel sind, können Sie das Obst »versteckt« im Frühstücksporridge, Joghurt oder auch in einem Smoothie verzehren. Dabei sollten Sie bedenken, dass zwei Obstportionen allerdings ausreichen, weil in jeder Frucht Fruchtzucker, auch Fructose genannt, steckt. Dieser ist in Maßen völlig unproblematisch für uns. Nehmen wir aber zu viel davon zu uns, ist das ganz und gar nicht mehr gesund, weil Fructose dann in Fett umgewandelt wird und die Fettverbrennung hemmen und das Sättigungsgefühl blockieren kann.

Also bleiben wir bei unseren zwei Portionen Obst pro Tag. Rechnen Sie dazu sämtliches verzehrtes Obst mit – wenn Sie sich also einen frischen Smoothie machen, haben Sie meist schon Ihre Obstportionen damit aufgebraucht.

Zum Thema Smoothies und Fruchtsäfte noch etwas Generelles: Greifen Sie nicht zu gekauften, sondern machen Sie sie lieber selbst. Dann wissen Sie, was drin ist und laufen nicht Gefahr, Produkte zu kaufen, die noch zusätzlich mit Zucker angereichert sind.

Eigentlich sind alle Obstsorten gut geeignet, nur Obst mit hohem Zuckergehalt, wie Ananas, Bananen, Feigen, Granatapfel, Honigmelone, Kirschen, Litschi, Mango, Maracuja und Trauben sowie Trockenobst wie Rosinen etc., sollte möglichst in nur einer Portion täglich auf Ihrem Speiseplan stehen, die zweite Obstportion sollte dann besser aus anderem Obst bestehen.

Gute Fette in Maßen sind wichtig

Zur Basis der Low Carb-Ernährung gehören außerdem gesunde und hochwertige Fette und Öle. Diese liefern nicht nur wertvolle Vitamine, Antioxidantien und lebenswichtige ungesättigte Fettsäuren, die der Körper nicht selbst herstellen kann, sondern wirken auch als wichtige Träger der fettlöslichen Vitamine. Außerdem tragen sie zur Sättigung und vor allem zum guten Geschmack einer Mahlzeit bei.

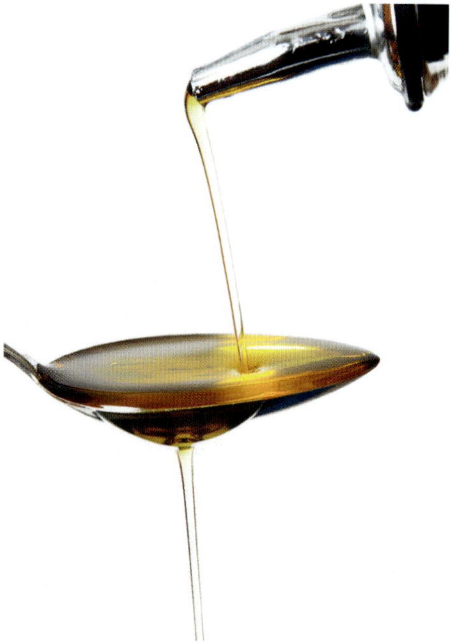

Ganz ohne Fett geht es also nicht. Sie sollten deswegen Fett in Ihrer Ernährung nicht verteufeln, sondern zu den »guten« Fetten greifen und das Fett nicht maßlos einsetzen.

Beim Kochen mit Fett können Sie ganz problemlos mit weitaus weniger Fett auskommen, als Sie es vielleicht gewohnt sind. Das glaubt man anfangs kaum, aber es funktioniert wirklich wunderbar. Es reicht zum Beispiel bei fast allen Gerichten zum Braten, wenn Sie einen Teelöffel Fett in die Pfanne geben und diesen dann mit einem Silikonpinsel verteilen.

Wichtig bei den Fetten ist, dass Sie zwischen »guten« und »schlechten« Fetten unterscheiden und Letztere meiden. Schlechte Fette wie Sonnenblumen- oder Distelöl, Palmfett, Schmalz etc. sollten Sie von Ihrem Speiseplan streichen. Vermeiden Sie auch Transfettsäuren. Diese stecken in Keksen, Pommes, Chips und Crackern – also in allem, was sehr lange gebacken oder frittiert wurde. Transfettsäuren gelten als »böses« Fett, da sie LDL-Cholesterin (das böse Cholesterin) erhöhen und HDL-Cholesterin (das gute) senken, was das Risiko für Herzerkrankungen und Schlaganfall erhöht.

Naturbelassene, pflanzliche Fette versorgen uns hingegen mit Vitaminen, Antioxidantien und ungesättigten Fettsäuren.

Zu den »guten« Fetten gehören: Chiaöl, Hanföl, Kokosöl, Leinöl, Macadamiaöl, Olivenöl, Rapsöl, Sojaöl, Weizenkeimöl, Walnussöl – oder auch gesunde Fette in Lebensmitteln wie Avocados.

Eiweißhaltige Lebensmittel auf den Speiseplan

Protein, also Eiweiß, ist für den Abbau von Fett ein sehr wichtiger Nährstoff. Eiweiß liefert zwar genauso viele Kalorien wie Kohlenhydrate, der Körper muss allerdings viel mehr Energie aufwenden, um es aufzuspalten und zu verstoffwechseln. Ein großer Teil der aufgenommenen Kalorien wird dadurch direkt wieder verbraucht und setzt somit nicht an. Wenn Sie viele Proteine konsumieren, kann das dazu beitragen, dass Ihr Stoffwechsel angekurbelt wird, was einen Gewichtsverlust sowie auch den Abbau des Bauchfettes nach sich zieht. Außerdem werden Proteine für den Muskelaufbau benötigt, was wiederum einen positiven Effekt für die Fettverbrennung bedeutet.

Daher sollten Sie zusätzlich zu Gemüse, Obst und guten Fetten täglich eiweißhaltige Nahrungsmittel konsumieren. Fleisch, Fisch, Eier, Milch- und Milchprodukte, Hülsenfrüchte und Nüsse/Kerne sollten ungefähr ein Drittel Ihrer täglichen Nahrungszufuhr ausmachen.

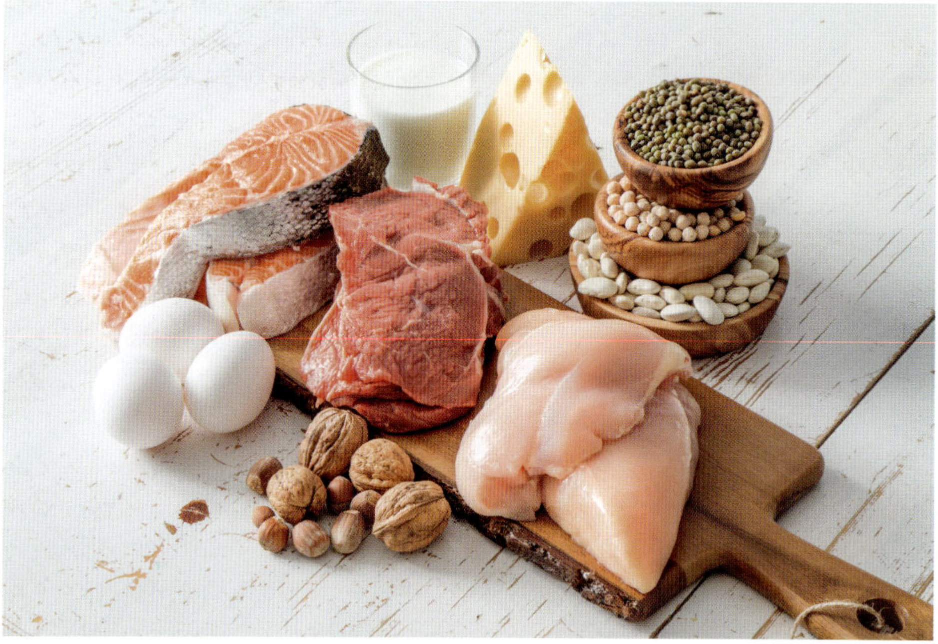

Bei Fleischprodukten ist allen voran mageres Geflügelfleisch sinnvoll. Das gilt für Hühnerfleisch, Putenfleisch etc. – auch Geflügelhackfleisch (das man eher selten bekommt, aber leicht zuhause selbst mit dem Fleischwolf oder Multizerkleinerer herstellen kann). Auch Geflügel-Wurstprodukte, wie Geflügelschinken, Geflügel-Kochschinken, gegrillte Hähnchenbrustscheiben etc., sind absolut in Ordnung. Um das Abnehmen zu erleichtern, sollten Sie von fetthaltigem Fleisch lieber die Finger lassen. Mageres Rind-, Kalbs- und Schweinefleisch sowie Wild ist absolut in Ordnung, zum Beispiel auch sehr mageres Rinderhack, also Tatar. Auch fette Wurstprodukte sind nicht empfehlenswert, greifen Sie lieber zum Schinken ohne Fettrand, Kochschinken oder Kasseler – oder eben zu Geflügelwurst.

Fisch und Meeresfrüchte sind ebenfalls perfekte Nahrungsmittel der Low Carb-Ernährung. Von diesen dürfen Sie völlig bedenkenlos eine große Vielfalt in Ihrem Speiseplan aufnehmen.

Eier stehen völlig zu Unrecht im Ruf, ungesund zu sein, denn sie stecken voller wichtiger Nährstoffe. Ja, sie enthalten auch viel Cholesterin, doch man weiß mittlerweile, dass sich durch den Eierverzehr die Werte kaum erhöhen.

Wenn Sie Milch und Milchprodukte mögen, brauchen Sie diese auf keinen Fall aus Ihrer Ernährung zu streichen. Achten Sie bitte darauf, zu den fettarmen Varianten zu greifen – und glauben Sie nicht, dass dies dem Geschmack einen Abbruch tun würde. Wer schon mal einen cremigen Skyr mit Obst probiert hat, weiß, wie lecker das ist. 1,5 %ige Milch, Magerquark, Joghurt bis 0,2 % Fett, Skyr ebenfalls bis 0,2 % Fett, fettarmer Frischkäse, Käse, Feta & Co. sind hier die bevorzugten Produkte.

Neben den genannten Milchprodukten kommt in dieser Ernährungsform auch häufig »Pflanzenmilch« zum Einsatz, also zum Beispiel Mandel- oder Haferdrinks in ungesüßter Form. Diese sind eine wunderbare Alternative, um damit beispielsweise ein Porridge zu kochen. Auch fettarmer pflanzlicher Joghurt, wie zum Beispiel Sojajoghurt mit niedriger Fettstufe, ist erlaubt. Und auch Tofu, Räuchertofu, Seidentofu darf auf Ihren Speiseplan wandern.

Kohlenhydratreiche Lebensmittel in Maßen

Nein, Sie müssen nicht auf Kohlenhydrate verzichten, Sie sollten lediglich darauf achten, die richtigen zu essen. Das bedeutet, dass Sie möglichst auf die sogenannten »leeren« Kohlenhydrate verzichten sollten. Das sind raffinierte Kohlenhydrate, also Getreideprodukte, bei denen Kleie und Keime entfernt werden und wo dann lediglich der »nackte« Kern, der sogenannte Endosperm, der nur noch aus Stärke besteht, zurückbleibt. Ihnen fehlt es somit an Nährstoffen und Ballaststoffen, weswegen sie eben als »leere« Kohlenhydrate bezeichnet werden. Sie werden vom Körper zügig verdaut, sodass sich der Blutzuckerspiegel sehr schnell erhöht und danach ebenso schnell wieder abfällt, was dazu führt, dass man schnell wieder Hunger verspürt. Die häufigsten Nahrungsquellen für raffinierte Kohlenhydrate sind Weißmehl, Produkte aus raffiniertem Mehl wie Weißbrot, Gebäck und Kuchen, Pasta, Frühstückszerealien, geschälter Reis (Basmatireis, Jasminreis, Langkornreis etc.) und daraus gefertigte Produkte.

Vollwertige Kohlenhydrate, auch komplexe Kohlenhydrate genannt, sollten Sie auf jeden Fall in Ihren Speiseplan aufnehmen. Sie sind unverzichtbar, denn sie liefern viele wertvolle Vitamine und Ballaststoffe und sind wichtige Energielieferanten. Diese Kohlenhydrate können nicht sofort vom Körper in Glukose umgewandelt und müssen im Verdauungstrakt aufgespalten werden. Aus diesem Grund sättigen sie lange, liefern länger anhaltende Energie und halten den Blutzuckerspiegel konstant.

Zu den vollwertigen Kohlenhydraten gehören Vollkornprodukte, wie Vollkorngetreide, Vollkornnudeln, Naturreis/Vollkornreis, Haferflocken, Gemüse, Kartoffeln, Früchte, Hülsenfrüchte und Nüsse.

Achtung bei Salz und Zucker

Unser Tagesbedarf von Salz liegt bei 1,4 Gramm, doch die meisten Menschen nehmen wesentlich mehr zu sich. Dabei ist die Reduktion von Salz gerade für das Abnehmen wichtig, da Salz laut einer Studie der Queen Mary University in London dick macht. Bei einem erhöhten Salzkonsum steigt das Risiko von Übergewicht um 25 %, weil Salz unseren Stoffwechsel verändert und die Fettabsorbierung speziell am Bauch hemmt.

Daher sollten Sie Ihren Salzkonsum reduzieren, was zum einen dadurch gelingen kann, dass Sie auf Fertigprodukte, die meist sehr salzhaltig sind, verzichten und stattdessen selbst kochen. Beim Kochen können Sie dann ganz gezielt würzen. Verwenden Sie frisch gemahlenen Pfeffer, viele Kräuter, gerne auch Knoblauch oder Zitronensaft, um Gemüse, Fisch und Fleisch zuzubereiten – und Sie werden sehen, dass Sie dann auch mit weniger Salz auskommen.

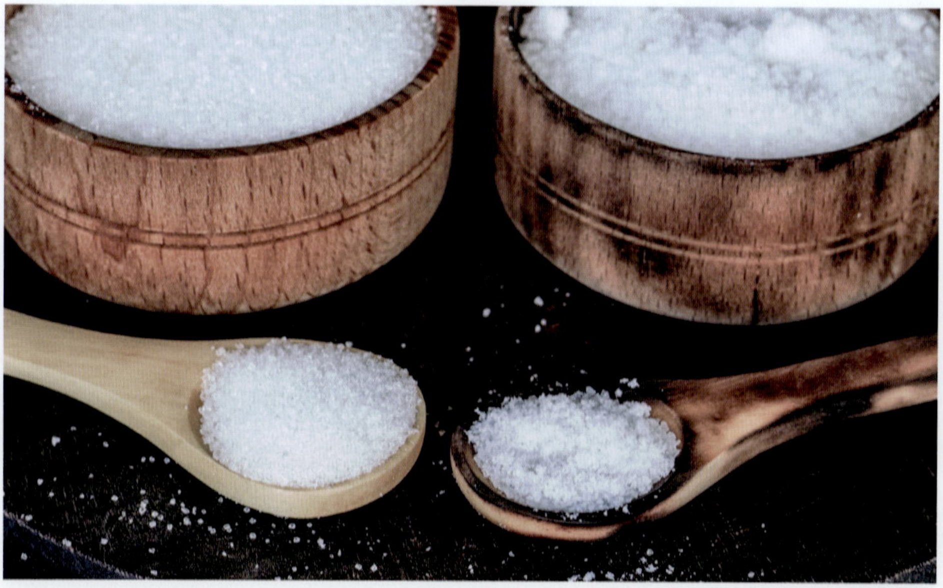

Zucker ist wegen seiner fehlenden Nährstoffe und seiner hohen Kalorienzahl sehr ungesund. Er ist auch deshalb so schlecht, weil der einfache Zucker von der Leber verstoffwechselt und von dieser in Fett umgewandelt wird, was wiederum die viszerale Fetteinlagerung erhöht.

Reduzieren Sie daher möglichst Ihren Zuckerkonsum, was nicht nur für den Einsatz von Haushaltszucker & Co. gilt. Achten Sie auch auf versteckten Zucker, der sich vor allem in verarbeiteten Lebensmitteln und Fertigprodukten, in Süßigkeiten und fertigen Müslimischungen oder Getränken wie Limonaden, Energiegetränken, Eistees und Fruchtsäften und auch in Marmeladen und Trockenobst versteckt.

Eine gesunde Alternative ist Erythrit. Kennen Sie nicht? Erythrit kommt in der Natur in Lebensmitteln wie Melonen, Birnen oder Trauben vor. Es wird durch die Fermentation von Traubenzucker gewonnen, ist also kein chemisches, sondern ein genauso natürliches Lebensmittel wie Zucker. Gegenüber Zucker hat es einige ganz klare Vorteile: Es hat nahezu keine Kalorien (im Vergleich: Erythrit hat 0,2 kcal/100 g, Zucker hat 400 kcal/100 g), beeinflusst den Blutzucker- und Insulinspiegel nicht und ist daher auch für Diabetiker geeignet.

Erythrit ist etwas weniger süß als Zucker, es hat ca. 70–80 % der Süßkraft von Zucker, daher sollten Sie selbst ausprobieren, ob dies für Sie ausreicht oder ob Sie etwas mehr verwenden. Erythrit ist als weißer und brauner Zuckerersatz und als »Puderzucker« erhältlich. Den Puderzucker können Sie auch ganz leicht selbst herstellen, indem Sie normales Erythrit im Multizerkleinerer so lange verarbeiten, bis es eine puderzuckerartige Konsistenz hat.

Keine Softdrinks, Fast Food und Fertiggerichte

Getränke wie Limonaden, Energiegetränke, Eistees und Fruchtsäfte sollten Sie aufgrund ihres hohen Zuckergehalts meiden. Fast Food und verarbeitete Lebensmittel, wie beispielsweise Fertiggerichte, enthalten oftmals viel zu viel Zucker und sollten daher nicht konsumiert werden.

Diese Nahrungsmittel verursachen einen starken Blutzuckeranstieg, lösen dadurch eine entsprechende Insulinreaktion aus und führen zu Hunger auf weitere Kohlenhydrate.

Genug trinken

Pro Tag sollte ein Mensch mindestens 1,5 Liter trinken, so lautet die Empfehlung der Deutschen Gesellschaft für Ernährung (DGE). Dies ist allerdings der Mindestwert, besser ist es, wenn Sie pro Kilogramm Körpergewicht 30–35 ml Wasser täglich zu sich nehmen.

Das beste Getränk ist dabei Wasser. Wasser ist ein zentraler Bestandteil unseres Körpers, den wir unbedingt benötigen, um den reibungslosen Ablauf lebenswichtiger Funktionen zu gewährleisten. Nur ein gut mit Wasser versorgter Organismus kann den Körper ausreichend mit Vital- und Nährstoffen versorgen und Schadstoffe sowie entzündungsfördernde Toxine ausleiten. Zudem füllt Wasser den Magen. Wenn Sie also vor einer Mahlzeit ein oder zwei Gläser Wasser trinken (und natürlich auch zwischendurch), ist Ihr Magen schon mal zu einem Teil voll, sodass Sie gar nicht mehr so viel essen können.

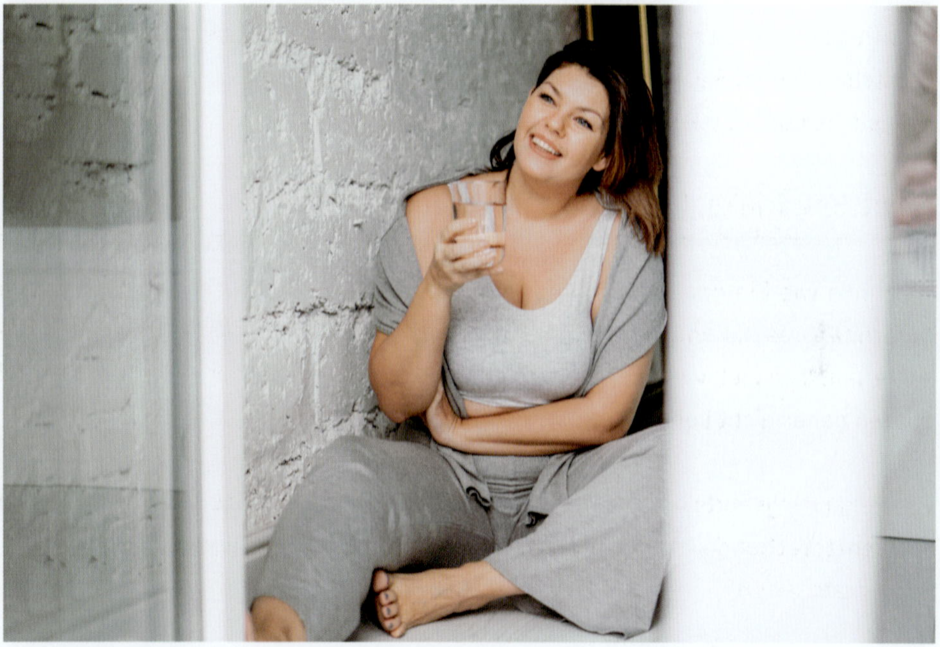

Um genug zu trinken, ist ein guter Trick, morgens eine große Flasche oder Karaffe Wasser gut sichtbar auf den Tisch, an den Arbeitsplatz o. Ä. zu stellen, die dann abends leer sein sollte. Das dient als kleine Denkhilfe, und außerdem greift man viel eher zum Wasser, wenn es ohnehin vor einem steht.

Tee und Kaffee sind natürlich ebenfalls erlaubt, allerdings sollten Sie diese bitte nicht mit Haushaltszucker süßen, sondern Süßstoff verwenden. Und falls Sie Ihren Kaffee mit Milch trinken, greifen Sie bitte zur fettarmen Variante. Auch aromatisiertes Wasser ist sehr gut geeignet, weil es für tolle Abwechslung sorgt und Sie dadurch mehr Spaß am Trinken haben. Und einen selbst gemachten Smoothie können Sie natürlich auch hin und wieder genießen, da dieser nicht nur den Flüssigkeitshaushalt aufbessert, sondern gleich auch Obst und/oder Gemüse enthält.

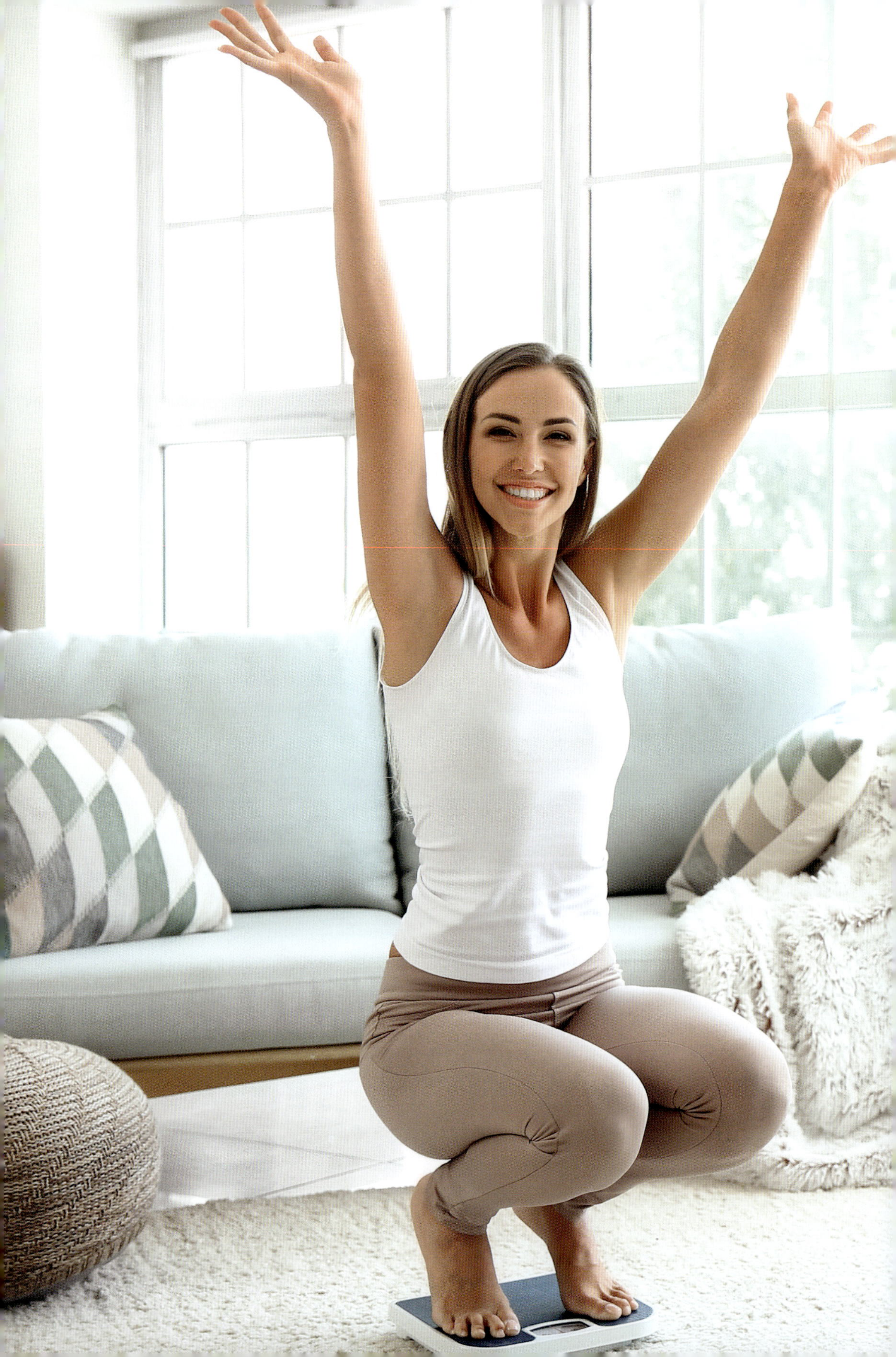

Langfristig schlank und gesund bleiben

Sie haben nun gelesen, wie Sie Ihrem Bauchfett effektiv den Kampf ansagen. Nun erfahren Sie, was Sie tun können, um langfristig Erfolg zu haben und dauerhaft ein gesundes Gewicht zu halten.

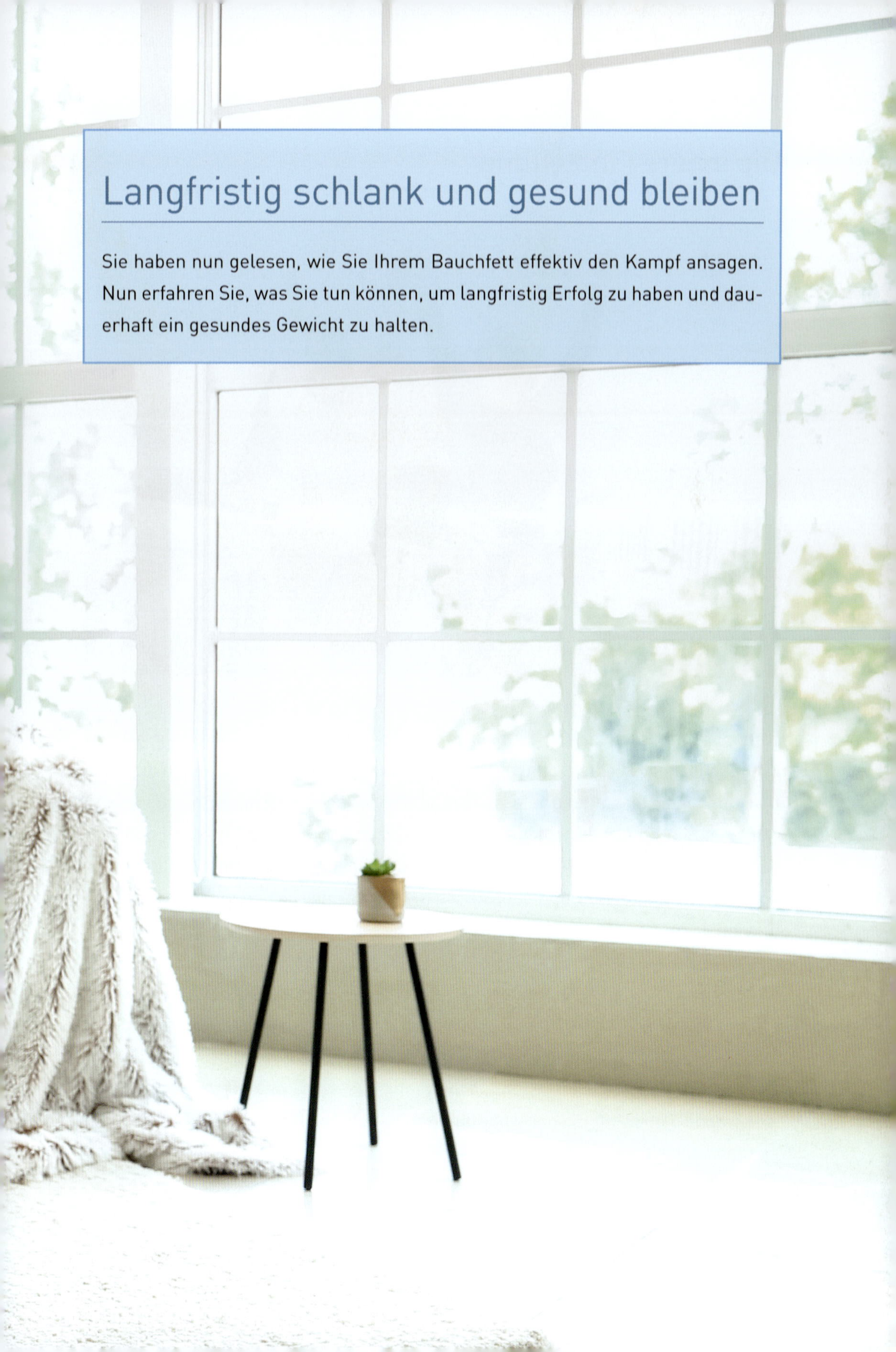

Die innere Einstellung

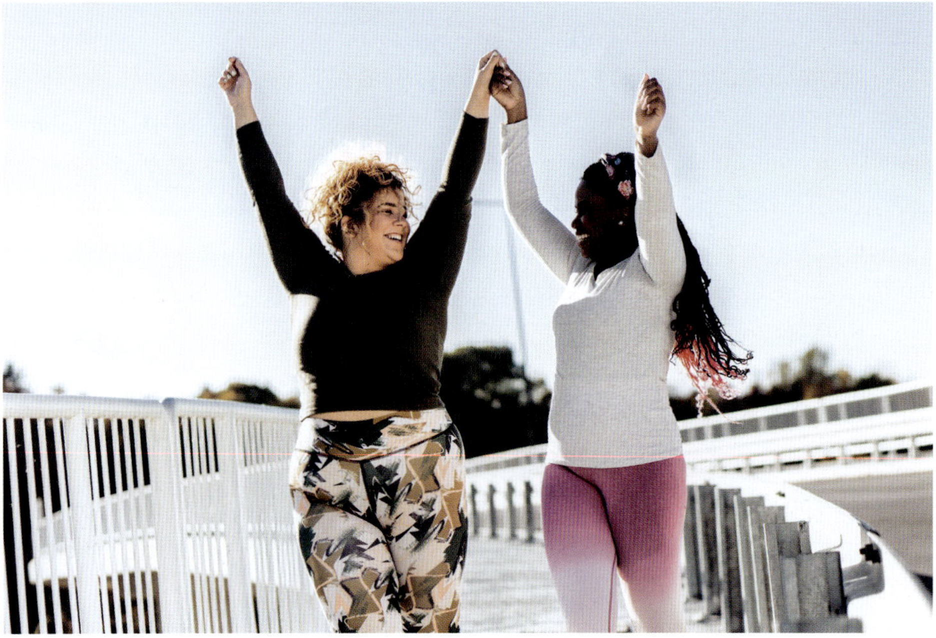

Wenn Sie nun beschlossen haben, dass Sie aktiv werden und Ihrem Bauchfett den Kampf ansagen möchten, dann sind Sie auf einem guten Weg und haben die richtige emotionale Einstellung gefasst. Nun sollten Sie aber auch direkt loslegen, denn Ausreden führen nur dazu, dass Sie Ihren inneren Schweinehund nähren und sich dann doch nicht aufrappeln. Daher legen Sie am besten jetzt sofort los, denn der beste Zeitpunkt, um Ihren Lebensstil positiv zu verändern, sich mehr zu bewegen und gesünder zu essen, ist genau jetzt.

Wenn Sie immer nur darauf hören, was Ihr Schweinehund sagt, was andere Menschen sagen (»ach, so dick bist du doch gar nicht«) oder sich einfach in Ihrem Leid suhlen, wird das nie was. Machen Sie sich klar, dass Sie etwas für sich selbst tun wollen. Dass Sie gesünder leben möchten, Ihr Aussehen verändern möchten und sich (wieder) in Ihrem Körper wohlfühlen möchten. Sie machen das für sich – für niemand anderen – und niemand ist so wichtig, wie Sie.

Langfristig die Ernährung umstellen

Das Ziel einer gesunden Ernährungsumstellung ist nicht, dass Sie ein paar Wochen lang weniger, anders, gesünder, bewusster essen, um abzunehmen. Ihr Ziel sollte es sein, Ihre Ernährungsweise langfristig auf diese neue und gesunde, ausgewogene Ernährung umzustellen. Das ist zum einen der viel gesündere Weg abzunehmen, statt mit einer Crashdiät, die meist auf einem ungesunden Mangel beruht, Pfunde zu verlieren. Zum anderen sorgt eine dauerhafte Ernährungsumstellung dafür, dass nicht nach kurzer Zeit der Jo-Jo-Effekt eintritt und Sie nachher mehr wiegen als vorher. Denn wenn Sie sich dauerhaft gesund und ausgewogen ernähren, bleiben Sie auch dauerhaft schlank.

Bedenken Sie dabei, dass Ihr Körper Zeit braucht, um Gewicht zu verlieren. Sehen Sie es mal so: Sie haben Jahre gebraucht, um all dieses Gewicht auf die Rippen zu bekommen. Gönnen Sie es daher sich und Ihrem Körper deswegen auch, mit einem gesunden Tempo abzunehmen und ein neues Gewicht zu erreichen.

Selbst kochen macht Freude

Am besten ist es, wenn Sie Ihre Mahlzeiten selbst zubereiten. Selbst zu kochen macht nicht nur Spaß, sondern ist auch gesund. Denn wenn Sie Ihre Speisen einkaufen, vorbereiten und kochen, wissen Sie ganz genau, was auf Ihren Teller kommt. So haben Sie es selbst in der Hand, gesunde Mahlzeiten zuzubereiten, die Sie beim Abnehmen unterstützen. Glücklicherweise ist die Low Carb-Küche nicht kompliziert und schwer. Das werden Sie spätestens bei den Rezepten im hinteren Teil des Buches merken, die leicht nachzukochen und auch für ungeübte Köche problemlos zuzubereiten sind.

Selbst zu kochen hat zudem noch weitere Vorteile: Die Zeit, die Sie beim Kochen verbringen, entschleunigt und befreit vom Stress des hektischen Alltags. Frisch zubereitete Mahlzeiten sind außerdem viel köstlicher als langweiliges Convenience Food.

Bewusst essen

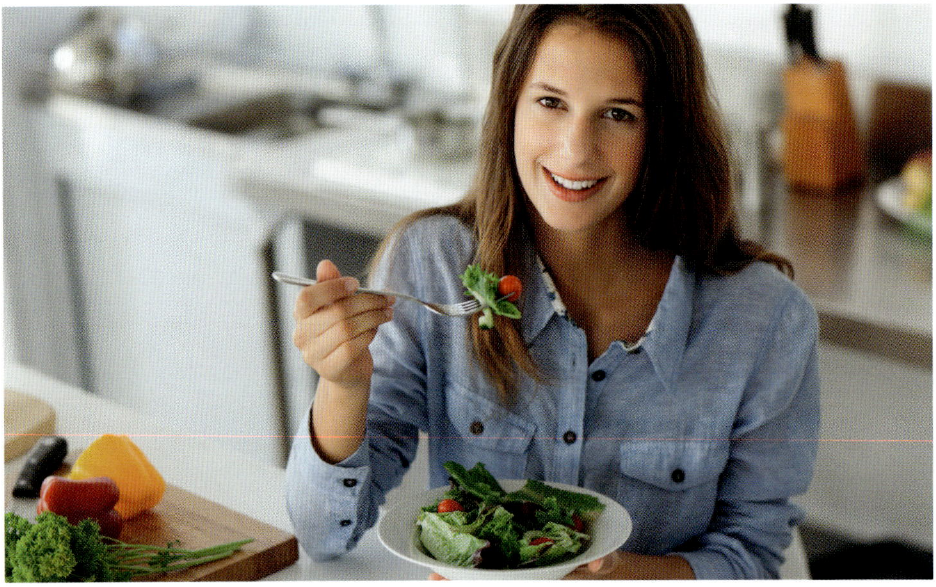

Essen Sie achtsam und bewusst und nehmen Sie sich zum Essen Zeit. Essen Sie ganz gezielt in einer ruhigen Umgebung – nicht vor dem Fernseher, am Schreibtisch oder mal eben schnell im Vorbeigehen. Setzen Sie sich an den Tisch, gerne mit Ihren Liebsten, genießen Sie die entspannte Atmosphäre und konzentrieren Sie sich auf Ihre Speisen. Essen Sie langsam und achtsam, genießen Sie den Geruch und den Geschmack Ihrer Mahlzeit – Sie werden feststellen, dass das Essen dann gleich noch besser schmeckt!

Wenn Sie essen, essen Sie. Sonst nichts. Kein Fernseher, keine Arbeit, kein Buch, kein Handy. Konzentrieren Sie sich auf Ihre Mahlzeit und darauf, dass und was Sie essen. Zum einen machen Sie sich dadurch viel eher bewusst, dass Sie überhaupt gerade etwas essen und welche Mengen Sie essen. Zum anderen entwickeln Sie so einen besseren Bezug zu Ihrem Essen und lernen, das Essen wieder zu genießen. Achten Sie auch darauf, langsam zu essen und jeden Bissen gut zu kauen. Das bewirkt automatisch, dass Sie weniger essen, weil sich das Sättigungsgefühl dann schneller einstellt als beim schnellen Herunterschlingen eines Snacks.

Clever einkaufen

Ganz wichtig: Gehen Sie niemals hungrig einkaufen! Denn wenn Sie das tun, werden Sie vermutlich viel mehr einkaufen als Sie wollen, die völlig falschen Dinge kaufen und vielleicht sogar einen ungesunden, schnellen Snack »auf die Hand« holen, den Sie dann während des Einkaufens herunterschlingen.

Erstellen Sie einen Einkaufszettel, auf dem alles steht, was Sie für Ihren Wochenplan brauchen, und kaufen Sie nur das ein, was auf diesem Zettel steht. Ausschließlich. Kein Griff ins Süßigkeitenregal oder zur Tiefkühlpizza, einfach den Einkaufszettel abarbeiten.

Was nicht da ist, kann nicht gegessen werden

Haben Sie einen Nasch-Vorrat in der Schreibtischschublade, steht auf Ihrem Arbeitstisch ein Teller oder eine Bonbonniere mit Süßem? Weg damit! Auch die Süßigkeitenschublade oder der Schrank zu Hause, in dem Sie Ihre Schätze horten, gehört ausgemistet. Wenn Sie nämlich keine Möglichkeit haben, »mal eben« zu diesen Dingen zu greifen, geraten Sie gar nicht erst in Versuchung.

Realistische Ziele setzen

Legen Sie nicht einfach so los, sondern setzen Sie sich ganz bestimmte Ziele, die realistisch und erreichbar sein müssen. »In zwei Monaten habe ich 20 Kilo weniger« funktioniert nicht, denn eine ganz realistische und gesunde Abnahme liegt bei ungefähr 300 bis 500 Gramm pro Woche. Das mag wenig klingen, ist aber zum einen machbar und zum anderen der gesunde Abnehmweg. Sie wollen Ihre Ernährung und Ihren Lebensstil ja langfristig umstellen, damit nicht nach kurzer Zeit der Jo-Jo-Effekt eintritt und Sie nachher mehr wiegen als vorher. Daher sollten Sie auch Ihre Ziele entsprechend für sich definieren und sich Ihrem Endziel in kleinen Schritten nähern.

Es hat sich auch gezeigt, dass nicht nur das große, endgültige Ziel sinnvoll ist, sondern auch kleine Zwischenziele. Wenn Sie sich nämlich lauter kleine Zwischenziele setzen, haben Sie immer mal wieder Erfolgserlebnisse, die Sie freuen und motivieren und Ihnen zeigen, dass Sie auf genau dem richtigen Weg sind. Das kann eine bestimmte Kilozahl sein oder eine Stelle auf dem Maßband, die Sie anpeilen. Es kann aber auch ein Kleidungsstück sein, in das Sie (wieder) hineinpassen oder eine Sportübung, von der Sie jetzt zum Beispiel 30 Wiederholungen schaffen.

Belohnung tut gut

Für jedes kleine erreichte Ziel sollten Sie sich belohnen – aber nicht wie früher mit einer Tafel Schokolade oder einer Tüte Chips. Kaufen Sie sich einen hübschen Blumenstrauß, gönnen Sie sich einen Kinoabend mit einem geliebten Menschen, legen Sie mal wieder einen Saunatag ein – irgendetwas, das Ihnen guttut, aber natürlich auch Ihrem neuen Lebensstil entspricht.

Gewicht und Bauchumfang überprüfen

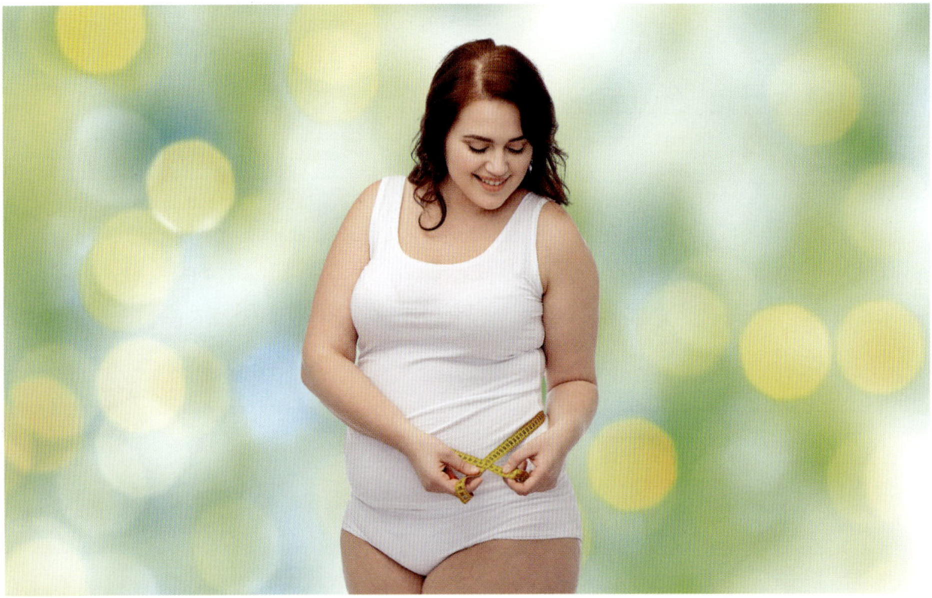

Überprüfen Sie regelmäßig Ihr Gewicht und Ihren Bauchumfang. Ein guter Rhythmus sieht so aus, dass Sie sich einmal wöchentlich wiegen und den Bauchumfang messen. Das sollte immer am gleichen Wochentag, zur selben Uhrzeit und unter den gleichen Voraussetzungen sein – also beispielsweise samstags vor dem Frühstück. Nur dann haben Sie ein wirklich vergleichbares Ergebnis, weil Sie nicht an einem Wiegetag nichts und an einem anderen ein großzügiges Frühstück gegessen haben.

Rückschläge locker nehmen

Wenn Sie einmal einen Rückschlag oder einen Durchhänger haben, lassen Sie sich davon nicht entmutigen. Es klappt nicht immer alles, man fühlt sich auch nicht immer gut, und manchmal nimmt man sogar trotz aller guten Vorsätze wieder ein bisschen zu. Wenn Sie ein solch negatives Erlebnis haben, lassen Sie sich nicht davon unterkriegen und vor allem nicht von Ihrem langfristigen Ziel abbringen. Blicken Sie dann einfach einmal zurück und überlegen Sie, was Sie schon alles in Ihrem Leben und vielleicht auch bei Ihrer Gewichtsreduktion und Ihrer Bauchstraffung geschafft haben. Machen Sie sich dann einmal bewusst, dass Sie es schaffen können, wenn Sie weitermachen – und geben Sie nicht auf. Denn irgendwann werden Sie in den Spiegel schauen und sehen, wie unglaublich gut Sie aussehen, und vor allem werden Sie spüren, wie gut es Ihnen geht – und auf dieses Ziel sollten Sie hin arbeiten.

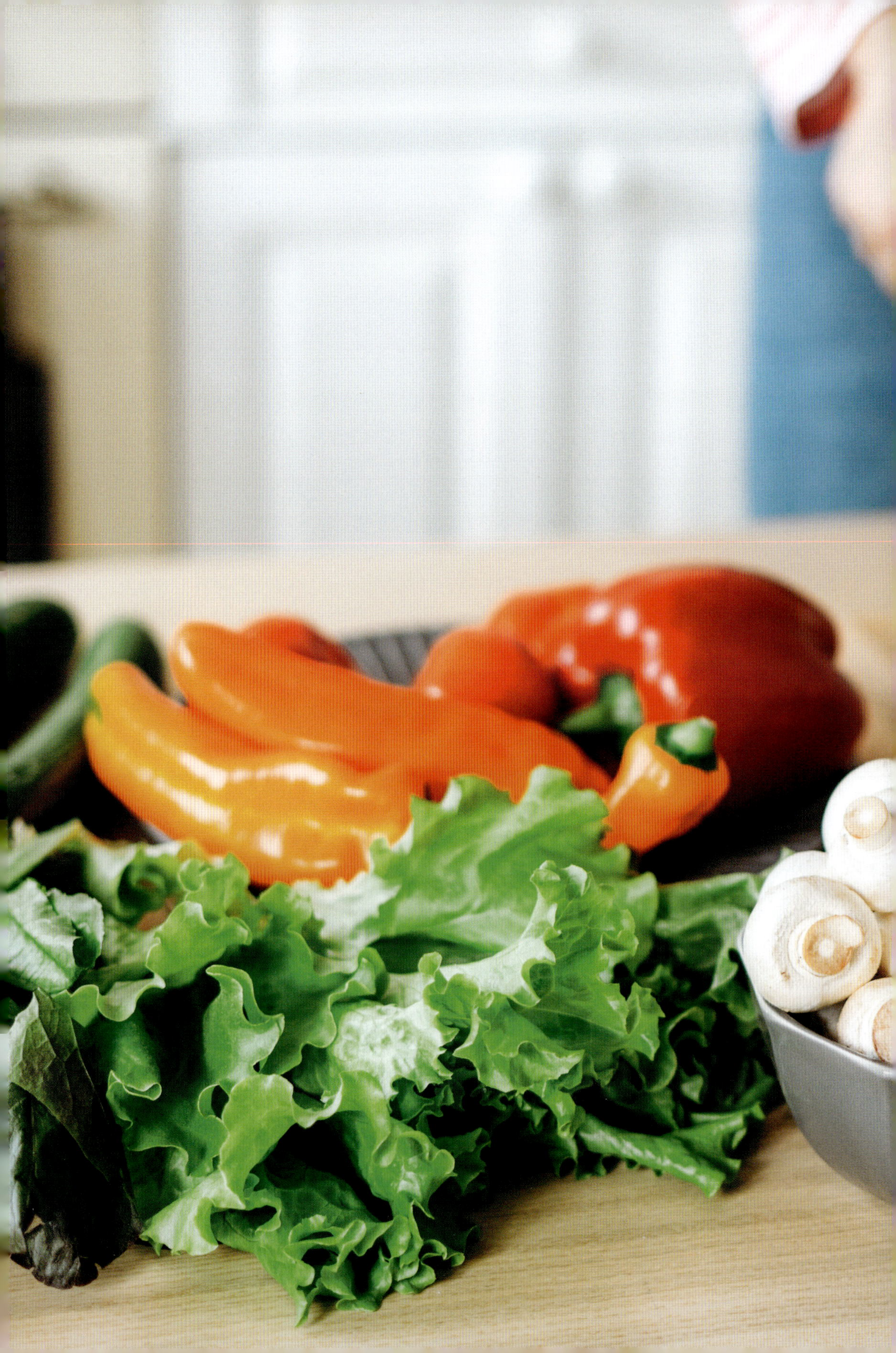

Rezepte

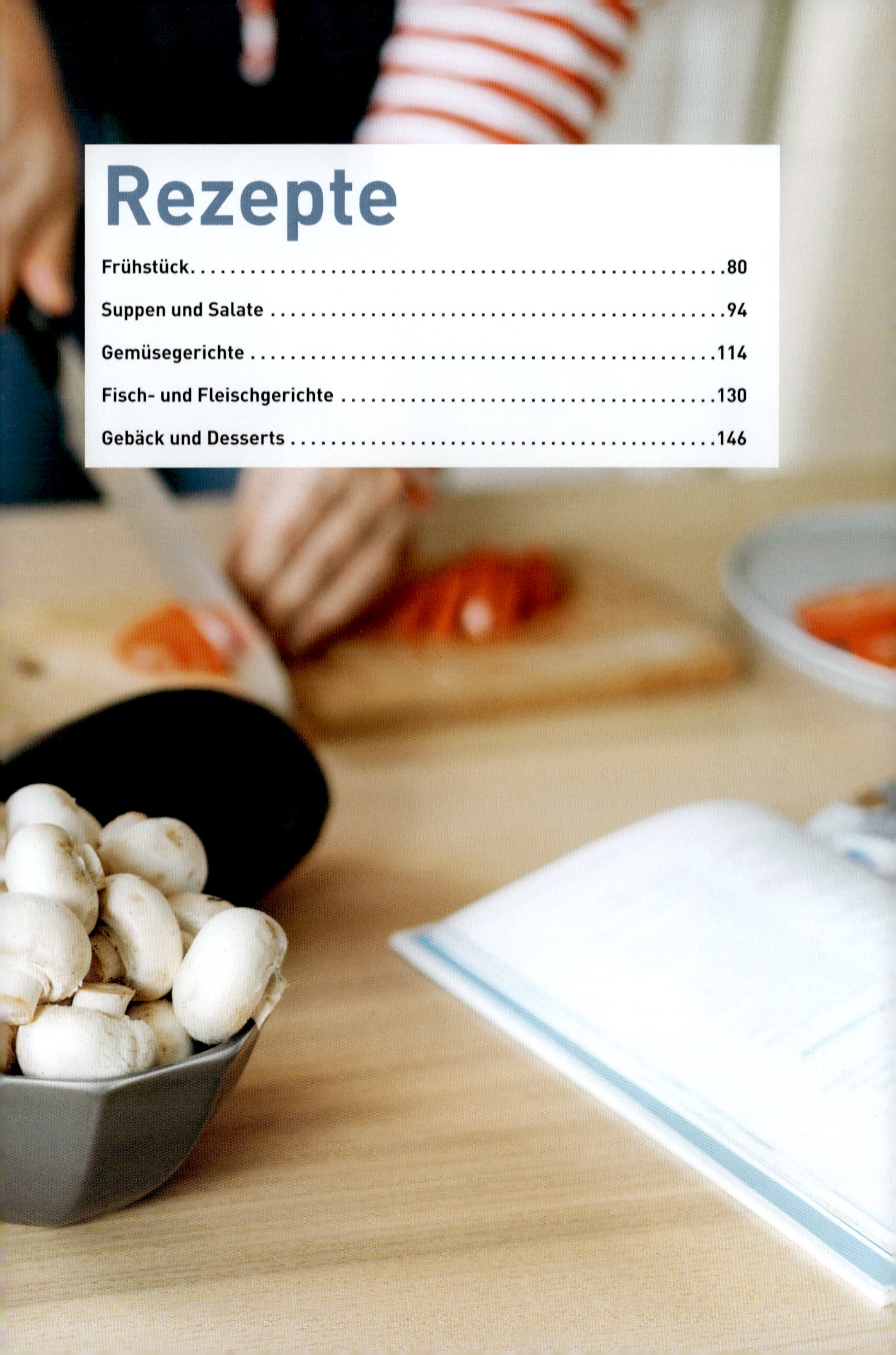

Frühstück

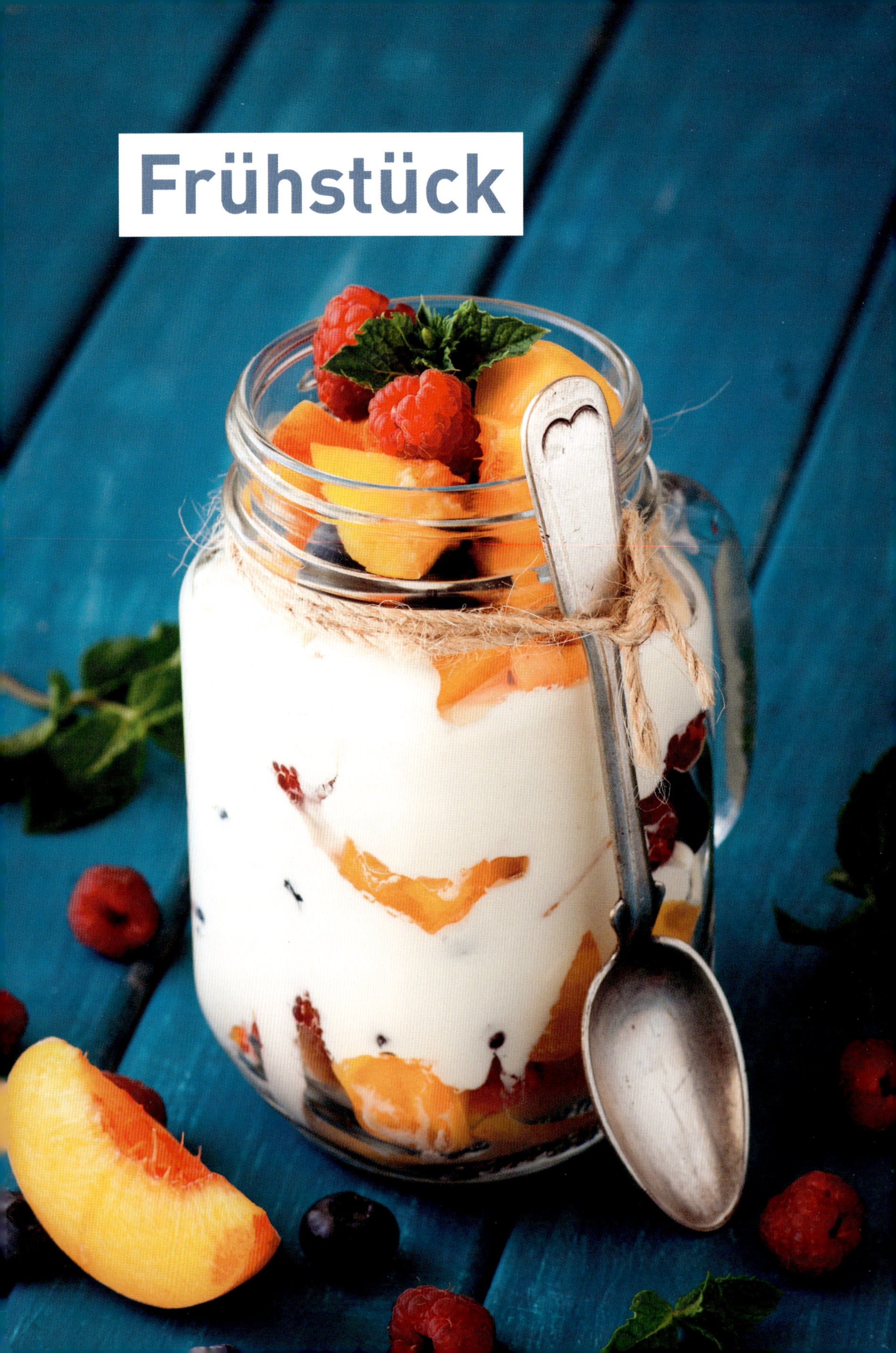

Pfirsichquark

Für 4 Portionen
Zubereitungszeit:
15 Minuten

Zutaten

- 4 Pfirsiche
- 200 g Himbeeren
- 100 g Blaubeeren
- 400 g Magerquark
- 200 g Kefir, 1,5 % Fett
- 200 ml Milch, 1,5 % Fett
- optional: einige Tropfen Flavour Drops Vanille
- einige Minzeblättchen

Zubereitung

1. Die Pfirsiche waschen, halbieren und die Steine entfernen. Das Fruchtfleisch in Spalten schneiden oder würfeln. Die Himbeeren und die Blaubeeren verlesen und waschen.
2. Den Quark mit dem Kefir und der Milch in einer Schüssel verrühren. Wenn gewünscht, kann der Quark noch mit ein paar Tropfen Flavour Drops gesüßt werden.
3. Das Obst miteinander mischen und abwechselnd Obst und Quark auf 4 Gläser verteilen.
4. Die Minze waschen, trocken tupfen und den Quark damit anrichten.

Nährwerte pro Portion:
190 kcal, 1,5 g Fett, 23,5 g Kohlenhydrate, 18 g Eiweiß

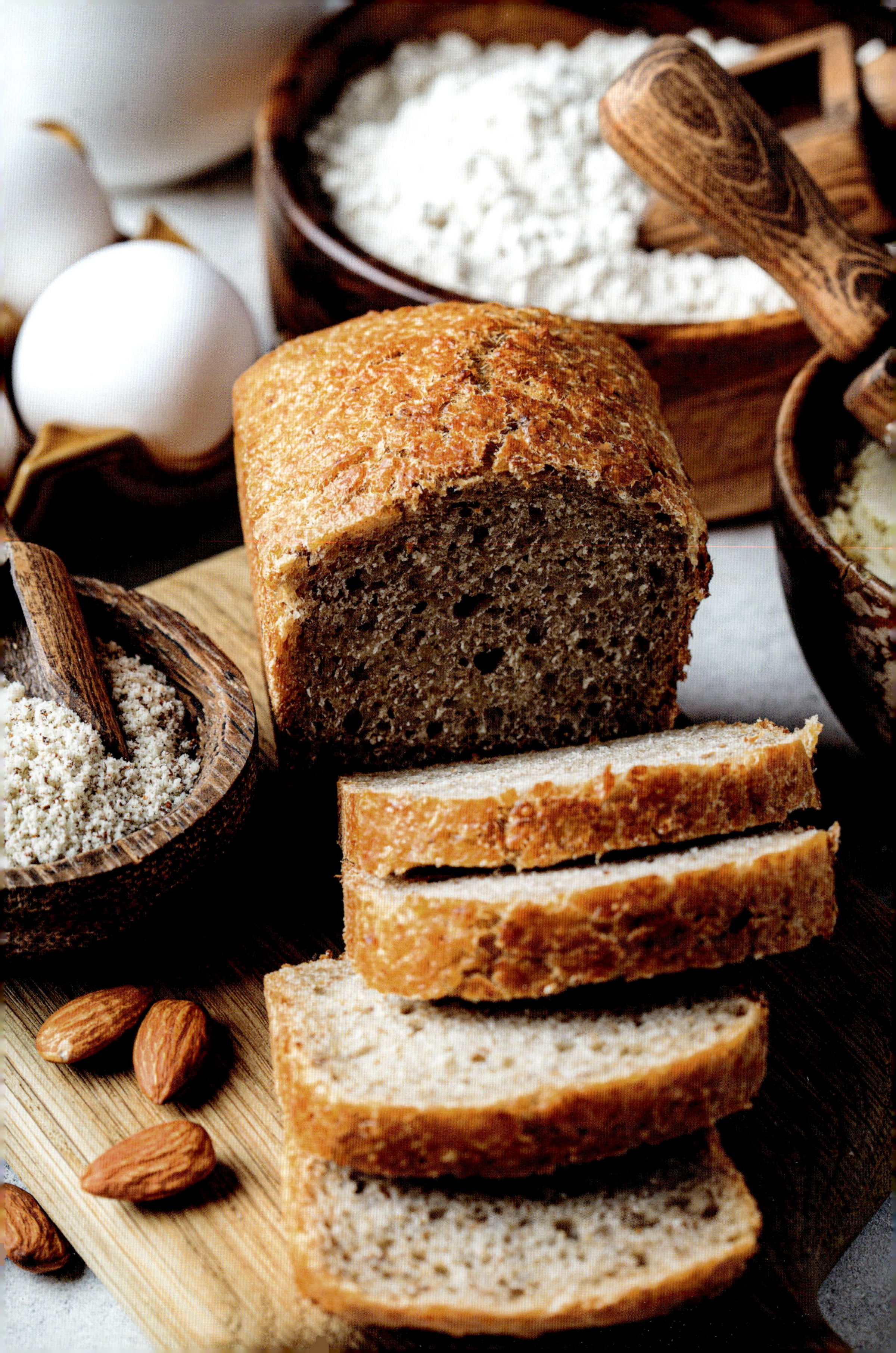

Eiweiß-Nussbrot

Für 1 Brot, ergibt 12 Scheiben
Zubereitungszeit: 35 Minuten
Backzeit: 45–50 Minuten

Zutaten

- 120 g Mandelmehl
- 110 g Haferkleie
- 1 Päckchen Weinstein-Backpulver
- ½ TL Fenchelsamen
- 1 TL Salz
- 200 g Joghurt, 1,5 % Fett
- 200 g Magerquark
- 3 Eier, Größe M
- 3 Eiweiß, Größe M
- 1 EL Kürbiskernöl
- 50 g Kürbiskerne

Zubereitung

1. Mandelmehl, Haferkleie, Backpulver, Fenchelsamen und Salz miteinander mischen.
2. Joghurt, Quark, Eier, Eiweiß und Kürbiskernöl gut miteinander verrühren. Die Kürbiskerne hacken.
3. Alle Zutaten sehr gut miteinander verrühren und zu einem Teig kneten.
4. Den Teig bei Zimmertemperatur 20 Minuten ruhen lassen.
5. Den Backofen auf 170 °C Ober-/Unterhitze vorheizen und eine Kastenform (20 x 10 cm) mit Backpapier auslegen.
6. Den Teig in die Form füllen, diese auf der mittleren Schiene in den Ofen schieben und 45–50 Minuten backen.
7. Dann das Brot aus dem Ofen nehmen und etwa 10 Minuten auf einem Kuchengitter abkühlen lassen. Erst danach aus der Form lösen und vollständig auskühlen lassen.

! **Tipp:** Sie können anstelle der Kürbiskerne auch Sonnenblumenkerne, Pinienkerne oder Sesam verwenden.

Nährwerte pro Scheibe:
172 kcal, 10,5 g Fett, 8,2 g Kohlenhydrate, 10,8 g Eiweiß

Frühstücksbowl mit Pflaumen-Kirsch-Kompott

Für 4 Portionen
Zubereitungszeit:
15 Minuten

Zutaten

- 200 g Pflaumen
- 200 g Kirschen
- 1 Bio-Zitrone
- ½ TL Zimt, gemahlen
- 20 g Kürbiskerne
- 20 g Pistazien
- 500 g Magerquark
- 500 g Skyr
- 1 EL Erythrit

Zubereitung

1. Die Pflaumen und die Kirschen waschen, halbieren, entsteinen und klein schneiden. Die Zitrone heiß waschen, trocken abreiben und die Schale in Streifen abziehen. Dann die Zitrone halbieren und den Saft auspressen.
2. Je 50 g Pflaumen und Kirschen mit dem Zitronensaft und Zimt in einen Topf geben und ca. 5 Minuten weich kochen. Dann pürieren und die restlichen Pflaumen und Kirschen unterrühren.
3. In der Zwischenzeit die Kürbiskerne und Pistazien in einer Pfanne ohne Fettzugabe leicht rösten. Dann aus der Pfanne nehmen und abkühlen lassen. Danach grob hacken.
4. Quark, Skyr, Zitronenschale und Erythrit miteinander verrühren und dann in 4 Schalen verteilen.
5. Das Pflaumen-Kirsch-Kompott darauf verteilen, die gehackten Kürbiskern-Pistazien-Mischung darüberstreuen und servieren.

Nährwerte pro Portion:
289 kcal, 6,2 g Fett, 22,8 g Kohlenhydrate, 33 g Eiweiß

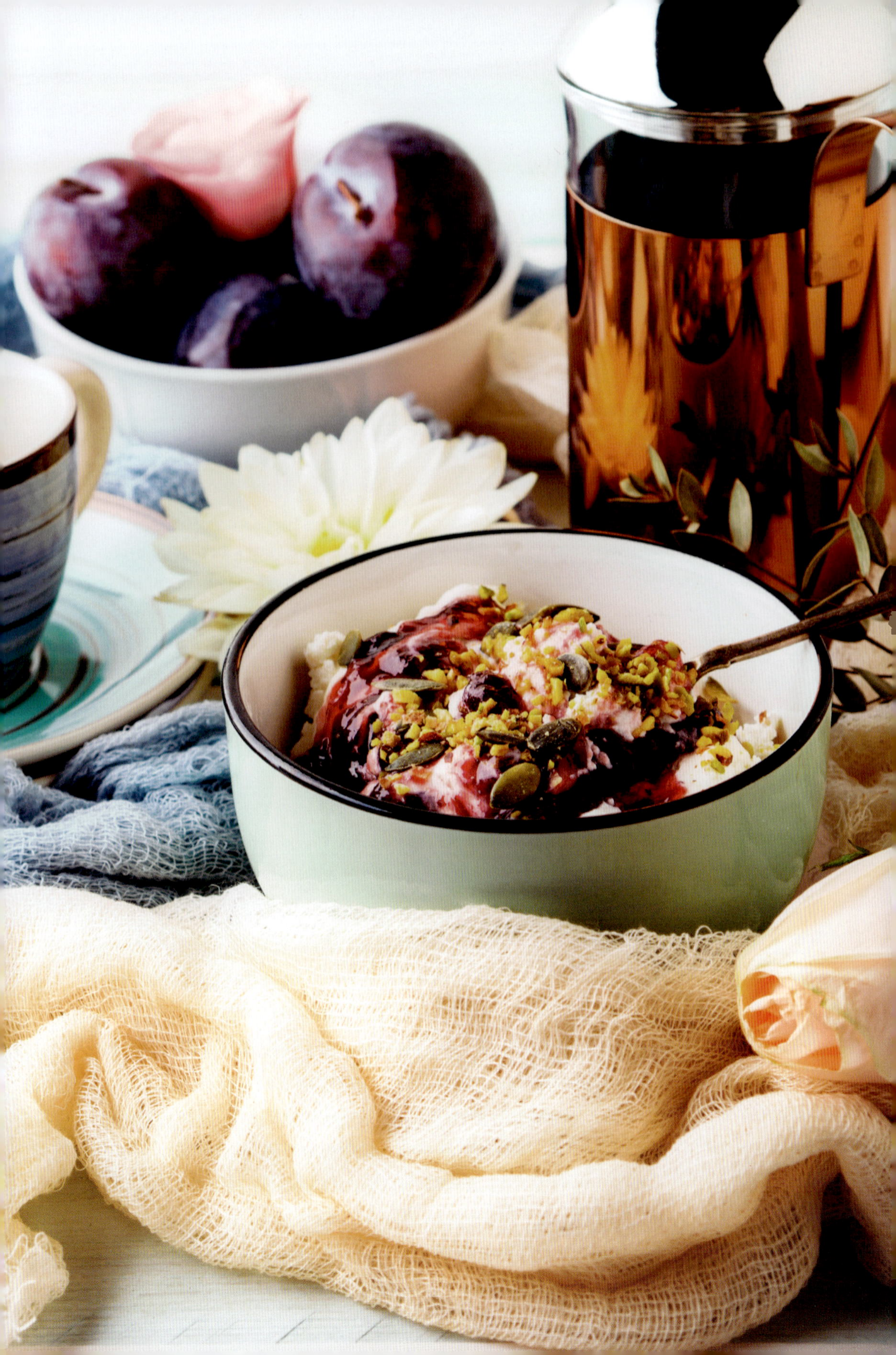

Lachssandwich

Für 4 Portionen
Zubereitungszeit:
15 Minuten

Zutaten

- 20 g Alfalfasprossen oder Kresse
- ½ Limette
- 100 g Frischkäse, 0,2 % Fett
- Salz & Pfeffer
- 4 Scheiben Low Carb-Brot, z. B. Eiweiß-Nussbrot von Seite 83
- 200 g Räucherlachs

Zubereitung

1. Die Sprossen waschen und trocken tupfen. Die Limette heiß abwaschen und in Spalten schneiden.
2. Den Frischkäse mit etwas Salz und Pfeffer würzen.
3. Die Brotscheiben mit dem Frischkäse bestreichen.
4. Den Lachs auf den Brotscheiben verteilen, die Sprossen darüberstreuen und mit je einer Limettenspalte belegen.

Tipp: Legen Sie die Limettenspalten auf den Lachs, sodass jeder selbst so viel Limettensaft daraufträufeln kann, wie gewünscht.

Nährwerte pro Portion:
262 kcal, 14,2 g Fett, 9,7 g Kohlenhydrate, 23,3 g Eiweiß

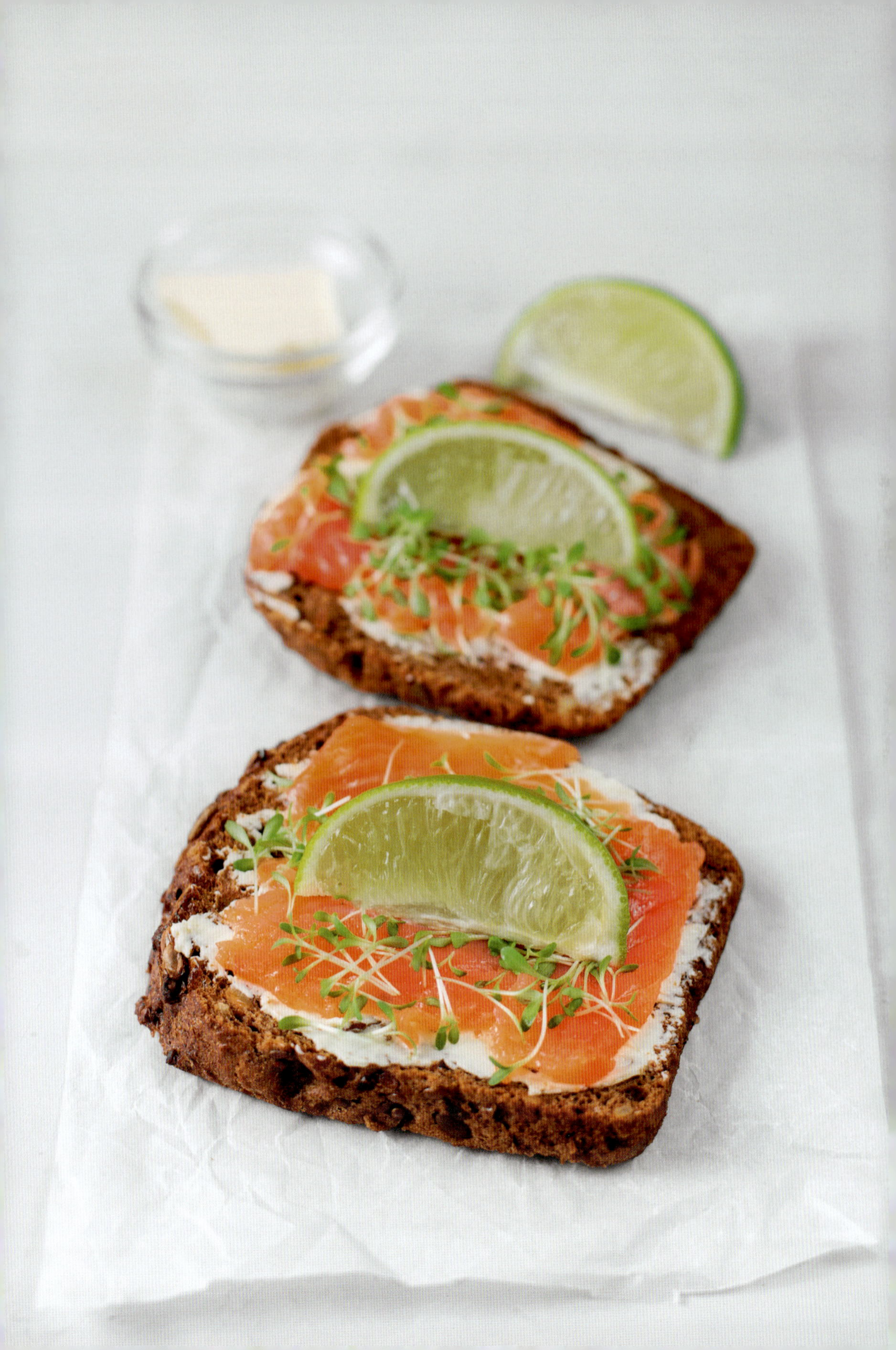

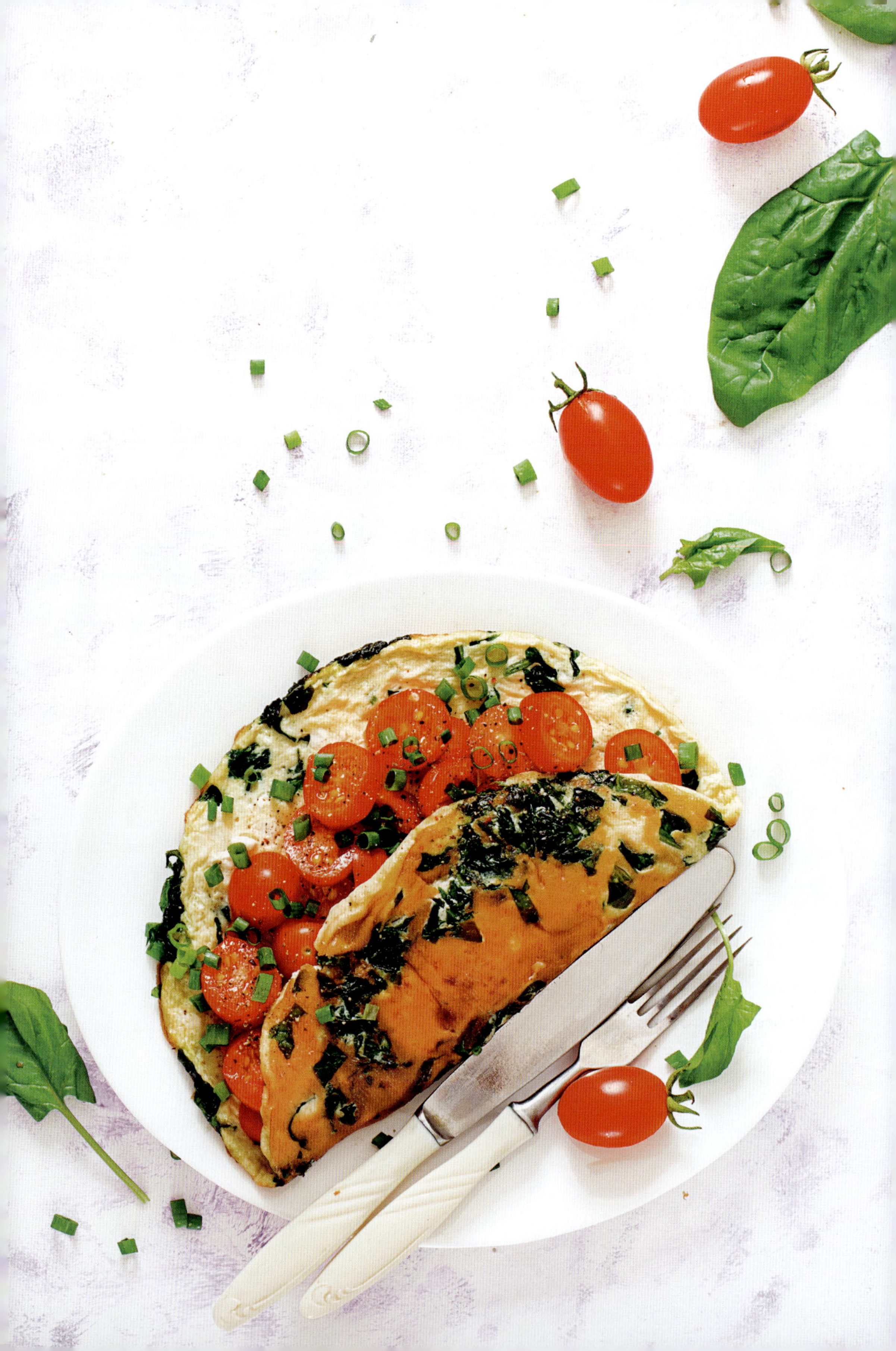

Tomatenomelett

Für 4 Portionen
Zubereitungszeit:
35 Minuten

Zutaten

- 300 g Kirschtomaten
- 100 g Babyspinat
- 1 Bund Schnittlauch
- 8 Eier, Größe M
- Salz, Pfeffer & Chilipulver
- 2 TL Rapsöl

Zubereitung

1. Den Backofen auf 50 °C Umluft vorheizen.
2. Die Tomaten waschen und in Scheiben schneiden. Den Spinat waschen, trocken tupfen und etwas zerkleinern. Den Schnittlauch waschen, trocken tupfen und in feine Röllchen schneiden.
3. Die Eier mit Salz, Pfeffer und etwas Chilipulver in einer Schüssel verquirlen. Den Spinat und die Hälfte des Schnittlauchs vorsichtig unterrühren.
4. Aus der Eiermasse 4 Omeletts backen. Dafür jeweils etwas Rapsöl in einer kleinen beschichteten Pfanne mit einem Silikonpinsel verteilen und erhitzen. Jeweils ein Viertel der Eiermasse in die Pfanne geben und zugedeckt bei geringer Hitze etwa 4 Minuten stocken lassen, dann wenden und auf der anderen Seite ca. 2 Minuten braten.
5. Die fertigen Omeletts auf einen Teller gleiten lassen und in den warmen, nun ausgeschalteten Ofen stellen, damit sie warm bleiben, bis die restlichen Omeletts gebraten sind.
6. Danach jedes Omelett auf einen Teller geben, jeweils ein Viertel der Tomaten und des restlichen Schnittlauchs daraufgeben, die Tomaten mit etwas Salz und Pfeffer bestreuen und die Omeletts zusammenklappen.

Nährwerte pro Portion:
208 kcal, 14,5 g Fett, 3,2 g Kohlenhydrate, 16 g Eiweiß

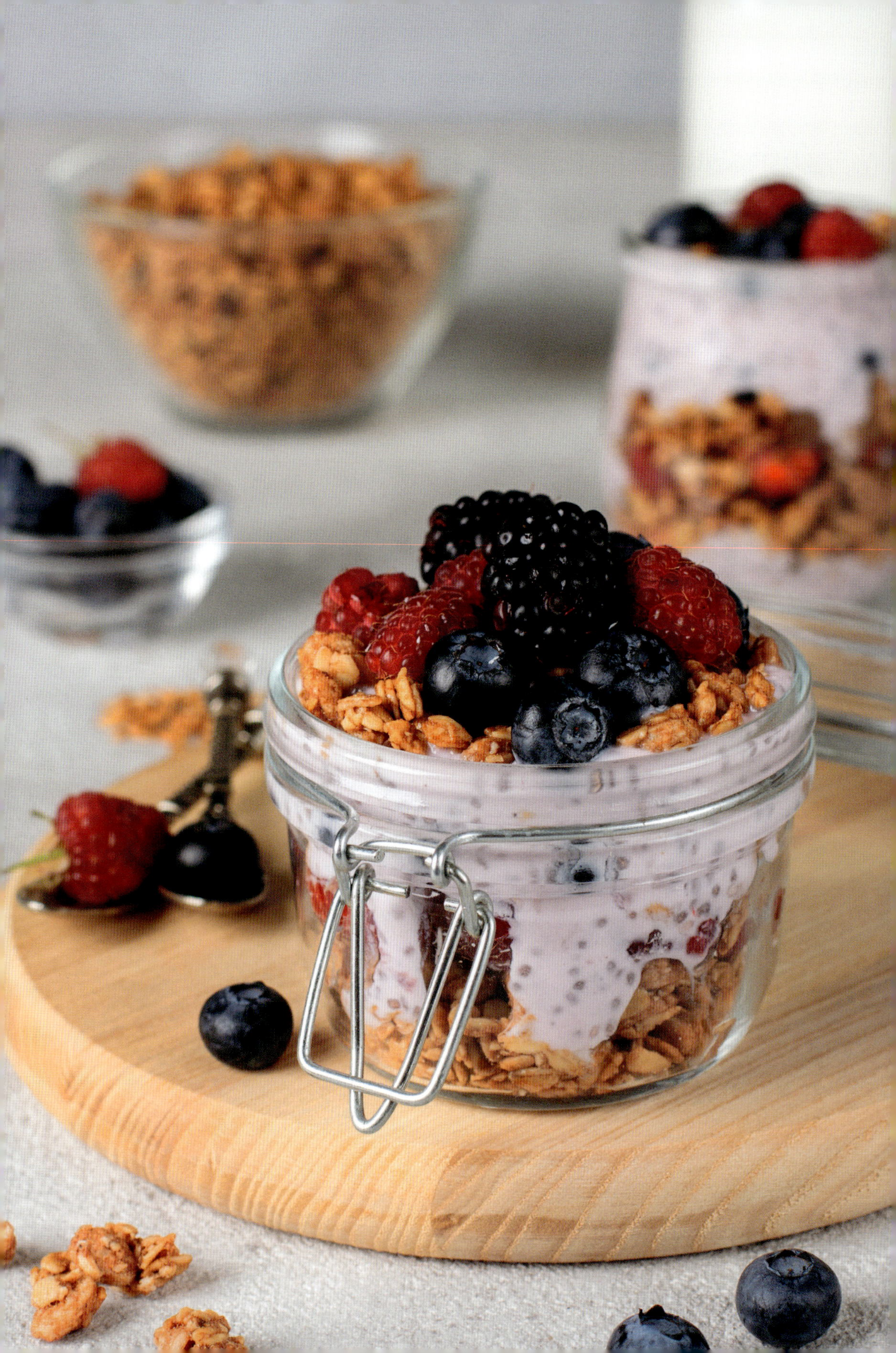

Fruchtiges Nuss-Haferflocken-Granola

Für 4 Portionen
Zubereitungszeit:
40 Minuten

Zutaten

- 50 g Nussmischung (Haselnüsse, Mandeln, Cashewkerne, Walnüsse o. Ä.)
- 50 g Haferflocken, kernig
- ½ TL Kokosöl
- 1 TL Ahornsirup
- 100 g Blaubeeren
- 100 g Brombeeren
- 100 g Himbeeren
- 400 g Magerquark
- 400 ml Haferdrink, ungesüßt
- 1 Spritzer Erythrit

Zubereitung

1. Die Nüsse grob hacken und mit den Haferflocken mischen. Das Kokosöl in einer Pfanne schmelzen lassen, den Ahornsirup einrühren und die Nuss-Haferflocken-Mischung dazugeben. Unter Rühren ca. 10 Minuten knusprig braten, dann aus der Pfanne auf einen Teller geben und auskühlen lassen.
2. In der Zwischenzeit die Blaubeeren, Brombeeren und Himbeeren verlesen, waschen und über einem Sieb abtropfen lassen.
3. Den Quark mit dem Haferdrink verrühren und mit etwas Erythrit süßen. Ungefähr ein Viertel der Früchte unter den Quark rühren.
4. Die Hälfte des Nuss-Haferflocken-Granolas auf 4 Schälchen oder Gläser verteilen, darauf den Quark geben, das restliche Granola darüberstreuen und mit dem Obst abschließen.

! **Tipp:** Bereiten Sie das Nuss-Haferflocken-Granola am besten am Vorabend zu, sodass es morgens schneller geht. Sie können auch direkt eine größere Portion davon zubereiten, es hält sich in einem verschlossenen Glas mehrere Wochen.

Nährwerte pro Portion:
285 kcal, 11,5 g Fett, 24,2 g Kohlenhydrate, 19 g Eiweiß

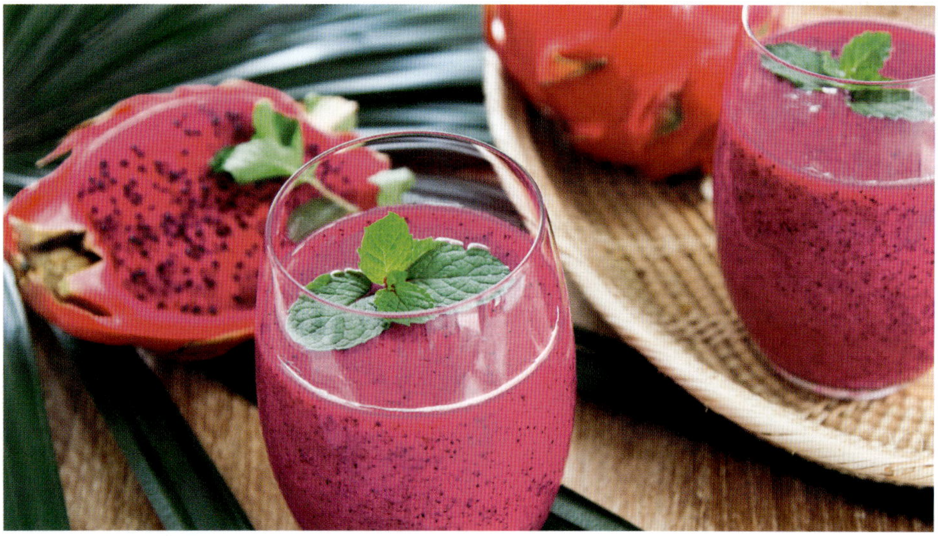

Exotischer Smoothie

Für 4 Portionen
Zubereitungszeit:
15 Minuten

Zutaten

- 2 rote Drachenfrüchte (Pitaya), ca. 600 g
- 1 Limette
- 2 Orangen
- 200 ml Mineralwasser
- einige Minzeblättchen

Zubereitung

1. Die Drachenfrüchte halbieren und das Fruchtfleisch herauslöffeln. In einen hohen Rührbecher geben. Die Limette und die Orangen halbieren und den Saft auspressen.
2. Den Limetten- und Orangensaft sowie das Mineralwasser in den Rührbecher geben und alles fein pürieren. Falls der Smoothie nicht flüssig genug ist, so viel Mineralwasser dazugeben, bis er die gewünschte Konsistenz erreicht hat.
3. Den Smoothie auf 4 Gläser verteilen.
4. Die Minze waschen, trocken tupfen und die Smoothies damit anrichten.

Nährwerte pro Portion:
107 kcal, 0,75 g Fett, 16,5 g Kohlenhydrate, 2 g Eiweiß

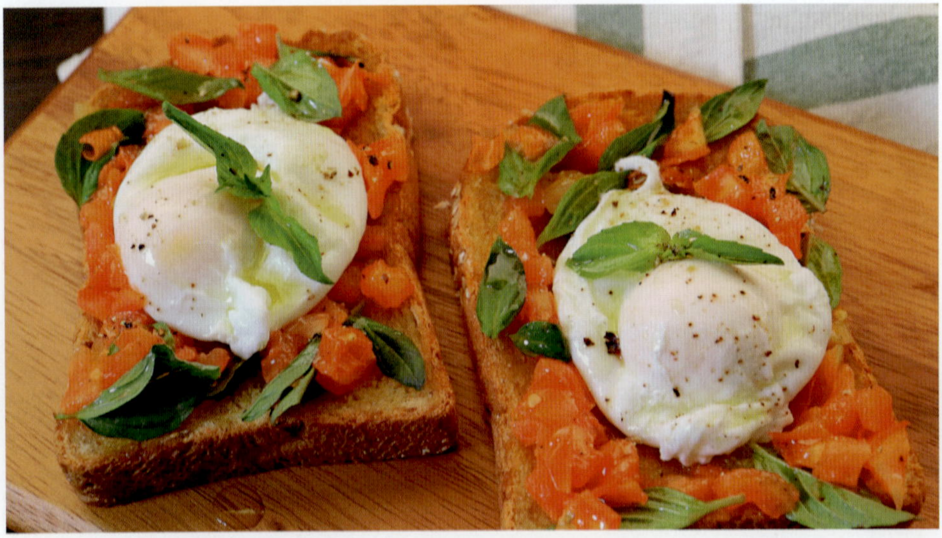

Knuspriges Brot mit pochiertem Ei

Für 4 Portionen
Zubereitungszeit:
20 Minuten

Zutaten

- 400 g Tomaten
- 1 Bund Basilikum
- 4 Scheiben Low Carb-Brot, z. B. Eiweiß-Nussbrot von Seite 83
- 2 EL Weißweinessig
- 4 Eier, Größe M

Zubereitung

1. Die Tomaten waschen, trocken tupfen, den Strunk entfernen und die Tomaten würfeln. Das Basilikum waschen, trocken schütteln und die Blättchen von den Stielen zupfen.
2. Die Brotscheiben kross toasten, gut die Hälfte des Basilikums darauf verteilen und darauf die Tomatenwürfel geben. Mit etwas Salz und Pfeffer würzen.
3. In einem Topf 1 l Wasser mit dem Essig zum Kochen bringen. Die Eier einzeln in einer Kelle aufschlagen und vorsichtig in das Wasser (es darf nicht mehr kochen) gleiten lassen. Die Eier bei geringer Hitze ohne Deckel 3–4 Minuten gar ziehen lassen.
4. Danach die Eier mit einer Schaumkelle aus dem Topf heben und abtropfen lassen.
5. Dann die Eier auf die Brote legen. Mit Salz und Pfeffer würzen und das restliche Basilikum darüberstreuen.

Nährwerte pro Portion:
277 kcal, 17 g Fett, 11,5 g Kohlenhydrate, 19 g Eiweiß

Suppen und Salate

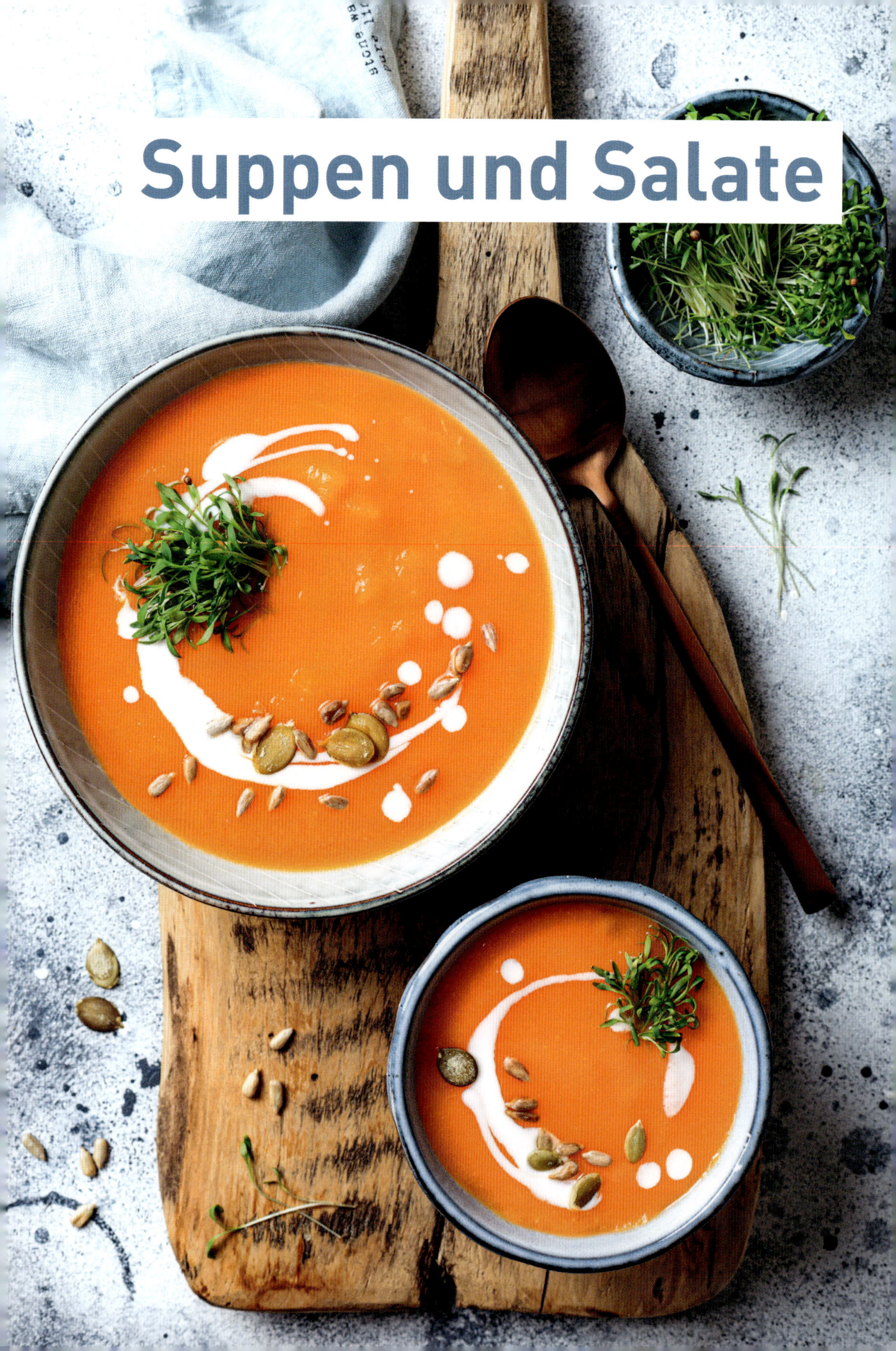

Kürbissuppe

Für 4 Portionen
Zubereitungszeit:
40 Minuten

Zutaten

- ½ Hokkaido Kürbis, ca. 500 g
- 1 Zwiebel
- 1 Stück Ingwer, walnussgroß
- 1 TL Rapsöl
- Salz, Pfeffer, Chilipulver
- 800 ml Gemüsebrühe
- 200 ml Möhrensaft
- ½ Bund Kresse oder Sprossen
- Zimt, gemahlen
- 4 TL Kochsahne, 7 % Fett
- 1 TL Kürbiskerne
- 1 TL Pinienkerne

Zubereitung

1. Den Kürbis waschen, entkernen und in kleine Stücke schneiden. Die Zwiebel und den Ingwer schälen und fein würfeln.
2. Das Öl in einem großen Topf erhitzen und darin die Zwiebel und den Ingwer andünsten. Den Kürbis dazugeben, andünsten und mit Salz, Pfeffer und ein wenig Chilipulver würzen.
3. Dann mit der Gemüsebrühe und dem Möhrensaft ablöschen und etwa 20 Minuten garen.
4. Die Kresse vom Beet schneiden, waschen und trocken tupfen.
5. Die Suppe mit dem Stabmixer pürieren. Mit Salz, Pfeffer und etwas Zimt abschmecken.
6. Die Suppe auf 4 Schalen oder Teller verteilen. Mit Sahne, Kürbiskernen, Pinienkernen und Kresse anrichten.

Nährwerte pro Portion:
138 kcal, 7 g Fett, 13,3 g Kohlenhydrate, 4,8 g Eiweiß

Champignonsuppe

Für 4 Portionen
Zubereitungszeit:
20 Minuten

Zutaten

- 500 g Champignons
- 1 Zwiebel
- 1 Stück Ingwer, haselnussgroß
- ½ Bund Kresse
- 1 TL Rapsöl
- Salz & Pfeffer
- 1 l Gemüsebrühe
- 100 g Frischkäse, 0,2 % Fett

Zubereitung

1. Die Champignons putzen, trocken abreiben und in dünne Scheiben schneiden. Die Zwiebel und den Ingwer schälen und fein hacken. Die Kresse vom Beet schneiden, waschen und trocken tupfen.
2. Das Öl in einem großen Topf erhitzen und darin die Zwiebel und den Ingwer andünsten. Die Champignons dazugeben und kurz mitbraten, bis sie eine schöne Bräune haben. Mit Salz und Pfeffer würzen.
3. Einige Pilzscheiben zum Anrichten herausnehmen.
4. Dann mit der Gemüsebrühe ablöschen und etwa 10 Minuten kochen.
5. Den Frischkäse in die Suppe rühren und diese mit einem Stabmixer fein pürieren.
6. Die Champignonsuppe nochmals abschmecken und ggf. mit Salz und Pfeffer nachwürzen.
7. In 4 Schalen oder Teller füllen, die zurückbehaltenen Pilzscheiben daraufgeben und mit der Kresse anrichten.

Nährwerte pro Portion:
112 kcal, 6,2 g Fett, 6 g Kohlenhydrate, 8,3 g Eiweiß

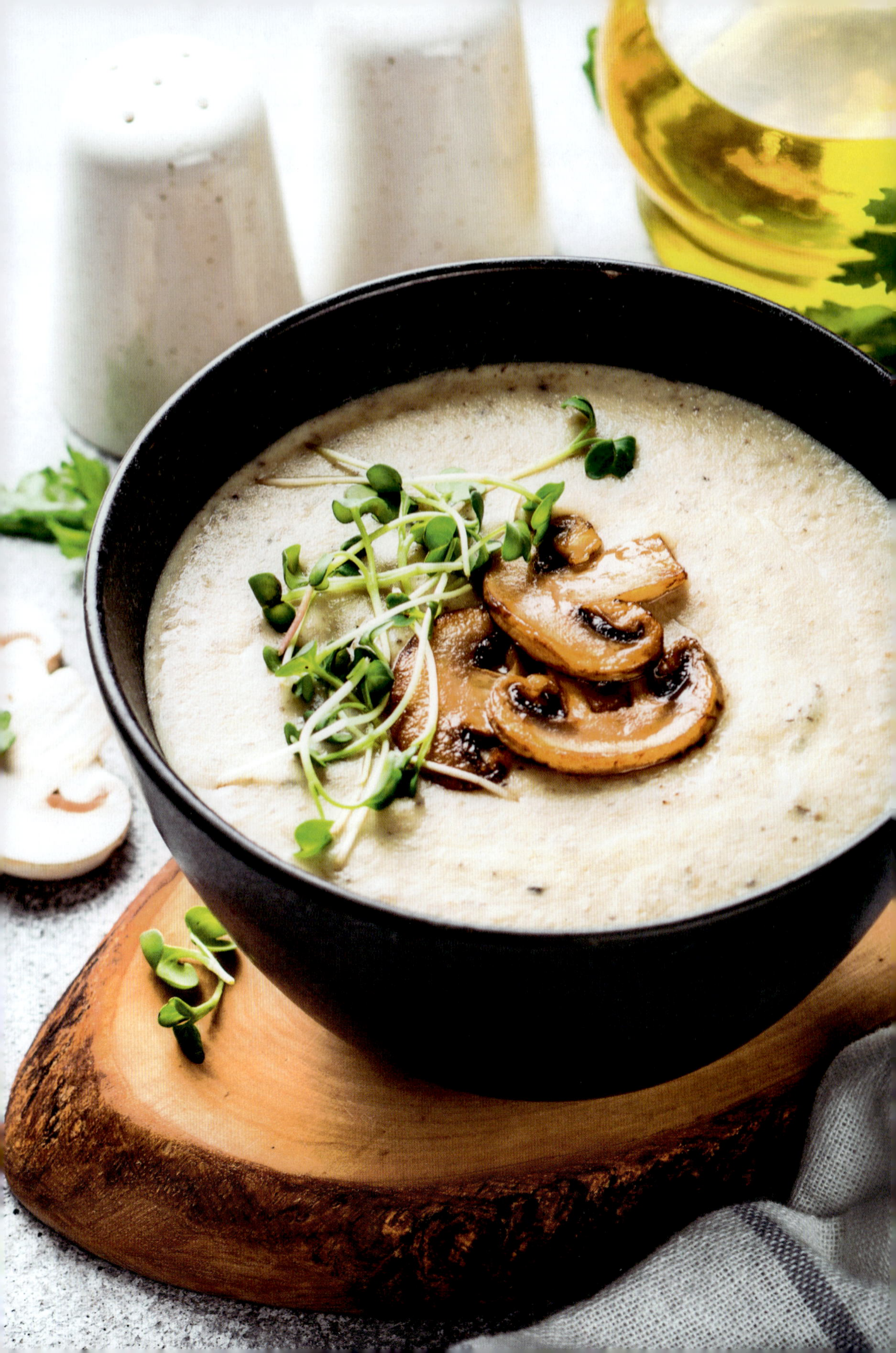

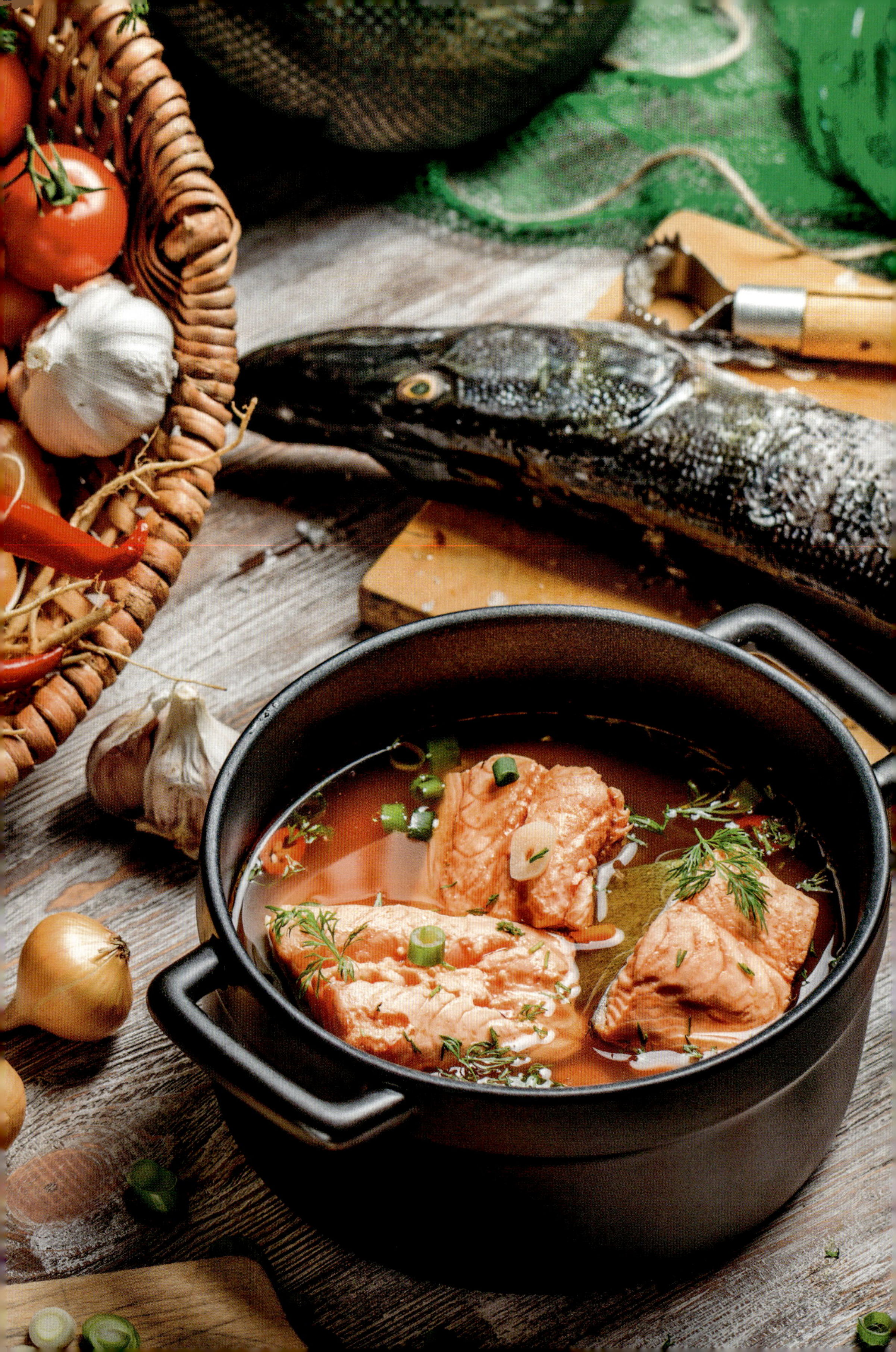

Hechtsuppe

Für 4 Portionen
Zubereitungszeit:
45 Minuten

Zutaten

- 600 g Hechtfilet, ohne Haut
- 1 EL Zitronensaft
- Salz & Pfeffer
- 1 rote Paprikaschote
- 4 Möhren
- 1 Stange Lauch
- 4 Stiele Dill
- 1 Zwiebel
- 1 Knoblauchzehe
- 1 rote Chilischote
- 1 EL Rapsöl
- 2 EL Tomatenmark
- 1 l Gemüsebrühe
- 3 Lorbeerblätter
- 3 Pimentkörner
- 2 Frühlingszwiebeln
- 1 TL Meerrettich, gerieben

Zubereitung

1. Das Hechtfilet waschen, trocken tupfen und in Stücke schneiden. Mit dem Zitronensaft beträufeln und mit Salz und Pfeffer würzen.
2. Die Paprikaschote putzen, waschen und in Streifen schneiden. Die Möhren putzen, schälen und in Scheiben schneiden. Den Lauch putzen, waschen und in Ringe schneiden. Den Dill waschen, trocken schütteln und vom Stiel zupfen. Die Zwiebel und den Knoblauch schälen und fein würfeln. Die Chilischote putzen, waschen und in feine Ringe schneiden.
3. Das Öl in einem großen Topf erhitzen. Zwiebel, Knoblauch und Chili darin andünsten. Dann das Tomatenmark dazugeben und anschwitzen. Das restliche vorbereitete Gemüse und den Dill dazugeben und andünsten.
4. Mit der Gemüsebrühe ablöschen, Lorbeerblätter und Pimentkörner dazugeben und etwa 10 Minuten garen.
5. Dann den Fisch in die Suppe geben und etwa 6 Minuten gar ziehen lassen.
6. Unterdessen die Frühlingszwiebeln putzen, waschen und in sehr feine Ringe schneiden.
7. Nach der Garzeit die Lorbeerblätter und Pimentkörner aus der Suppe entfernen.
8. Die Suppe mit Meerrettich, Salz und Pfeffer abschmecken, die Frühlingszwiebelringe darüberstreuen und servieren.

Nährwerte pro Portion:
280 kcal, 8,8 g Fett, 15,2 g Kohlenhydrate, 32 g Eiweiß

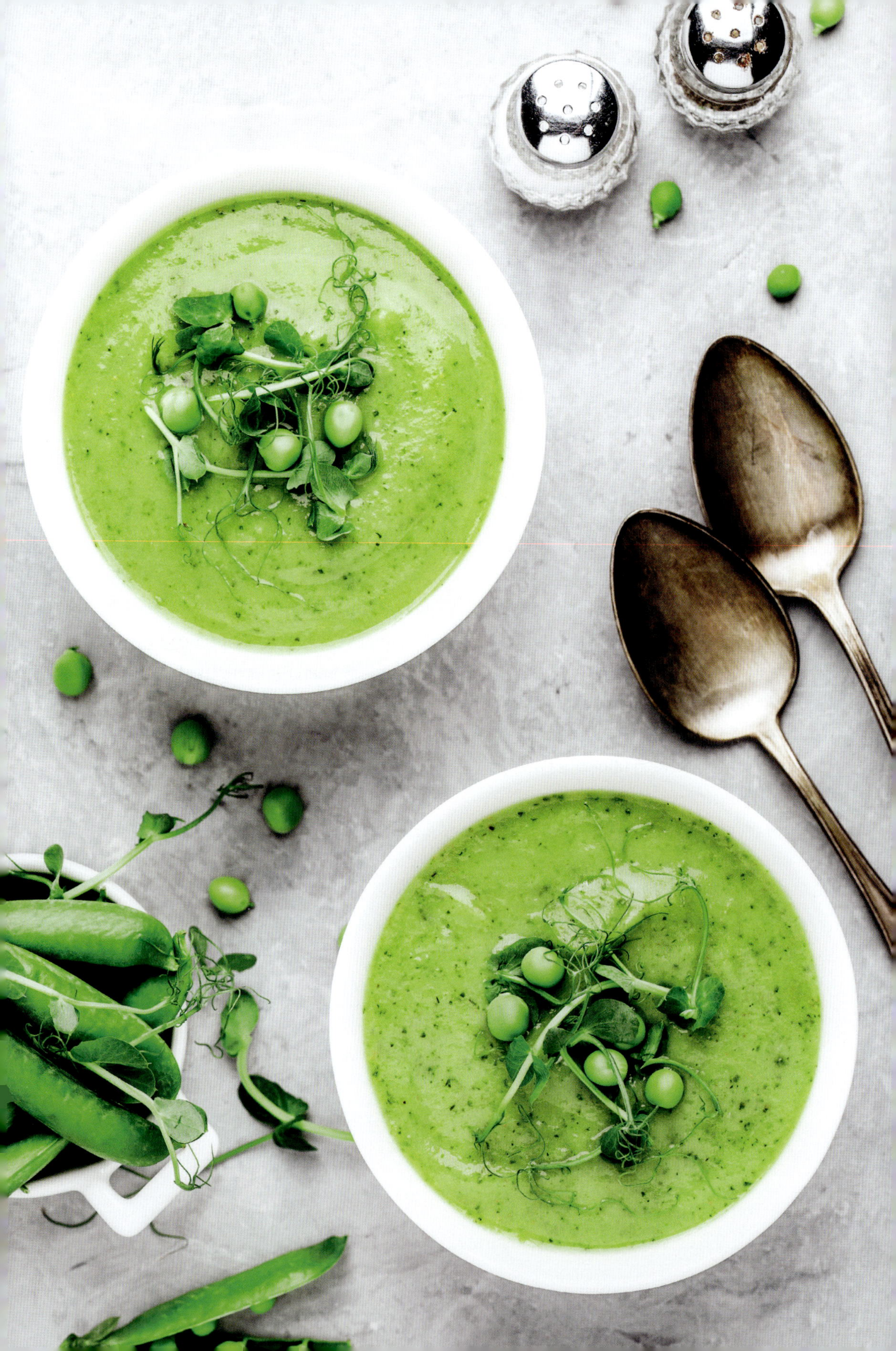

Erbsensuppe

Für 4 Portionen
Zubereitungszeit:
35 Minuten

Zutaten

- 750 g Erbsenschoten
- 2 Schalotten
- 1 TL Rapsöl
- 1 l Gemüsebrühe
- ½ Bund Erbsensprossen
- 50 g Kochsahne, 7 % Fett
- Salz & Pfeffer
- Muskatnuss, frisch gerieben

Zubereitung

1. Die Erbsen aus der Hülse herauslösen. Die Schalotten schälen und fein würfeln.
2. Das Öl in einem großen Topf erhitzen und die Schalotten darin andünsten. Die Erbsen dazugeben und kurz andünsten.
3. Dann mit der Gemüsebrühe ablöschen und etwa 15 Minuten kochen.
4. In der Zwischenzeit die Erbsensprossen waschen und trocken tupfen.
5. Einige Erbsen zum Anrichten aus der Suppe nehmen, anschließend die Suppe mit dem Stabmixer fein pürieren.
6. Die Kochsahne unterrühren und die Suppe mit Salz, Pfeffer und Muskatnuss abschmecken.
7. Die Suppe in 4 Schalen oder Tellern anrichten, mit den zurückbehaltenen Erbsen sowie den Erbsensprossen anrichten und servieren.

Tipp: Sollten Sie keine frischen Erbsenschoten erhalten, können Sie auch tiefgefrorene Erbsen verwenden.

Nährwerte pro Portion:
249 kcal, 7,8 g Fett, 28,2 g Kohlenhydrate, 15,5 g Eiweiß

Sommersalat mit Büffelmozzarella

Für 4 Portionen
Zubereitungszeit:
30 Minuten

Zutaten

- 1 rote Zwiebel
- 1 rote Paprikaschote
- 1 kleine Fenchelknolle samt Fenchelgrün
- 400 g Erdbeeren
- 1 Bio-Limette
- 1 kleine Orange
- 2 Stiele Basilikum
- 2 Stiele Zitronenmelisse
- 200 g Büffelmozzarella
- 40 g Pistazien
- 1 EL Aceto balsamico
- 1 TL Honig
- 1 EL Olivenöl
- Salz & Pfeffer

Zubereitung

1. Die Zwiebel schälen und in feine Ringe schneiden. Die Paprikaschote putzen, waschen und in Streifen schneiden. Die Fenchelknolle putzen, waschen und die harten äußeren Teile entfernen. Das Fenchelgrün abschneiden, waschen und trocken schütteln. Das Fenchelherz in kleine Würfelchen schneiden. Die Erdbeeren waschen, putzen und je nach Größe halbieren oder vierteln.
2. Die Limette heiß waschen, trocken reiben und in dünne Scheiben schneiden. Die Orange halbieren und auspressen. Das Basilikum und die Zitronenmelisse waschen, trocken tupfen und die Blättchen abzupfen.
3. Den Mozzarella abtropfen lassen und etwas zerzupfen. Die Pistazien grob hacken.
4. Aus dem Orangensaft, Aceto balsamico, Honig, Olivenöl, Salz und Pfeffer ein Dressing anrühren.
5. Zwiebelringe, Paprika, Fenchel, Fenchelgrün und Erdbeeren in eine Schüssel geben, das Dressing darübergießen und untermischen. Die Hälfte der Basilikum- und Melisseblättchen unterheben.
6. Die Limettenscheiben auf eine große Platte legen, darauf den Salat sowie den Mozzarella geben. Die restlichen Basilikum- und Melisseblättchen sowie die gehackten Pistazien darauf verteilen und servieren.

Nährwerte pro Portion:
293 kcal, 20,2 g Fett, 15,5 g Kohlenhydrate, 10,5 g Eiweiß

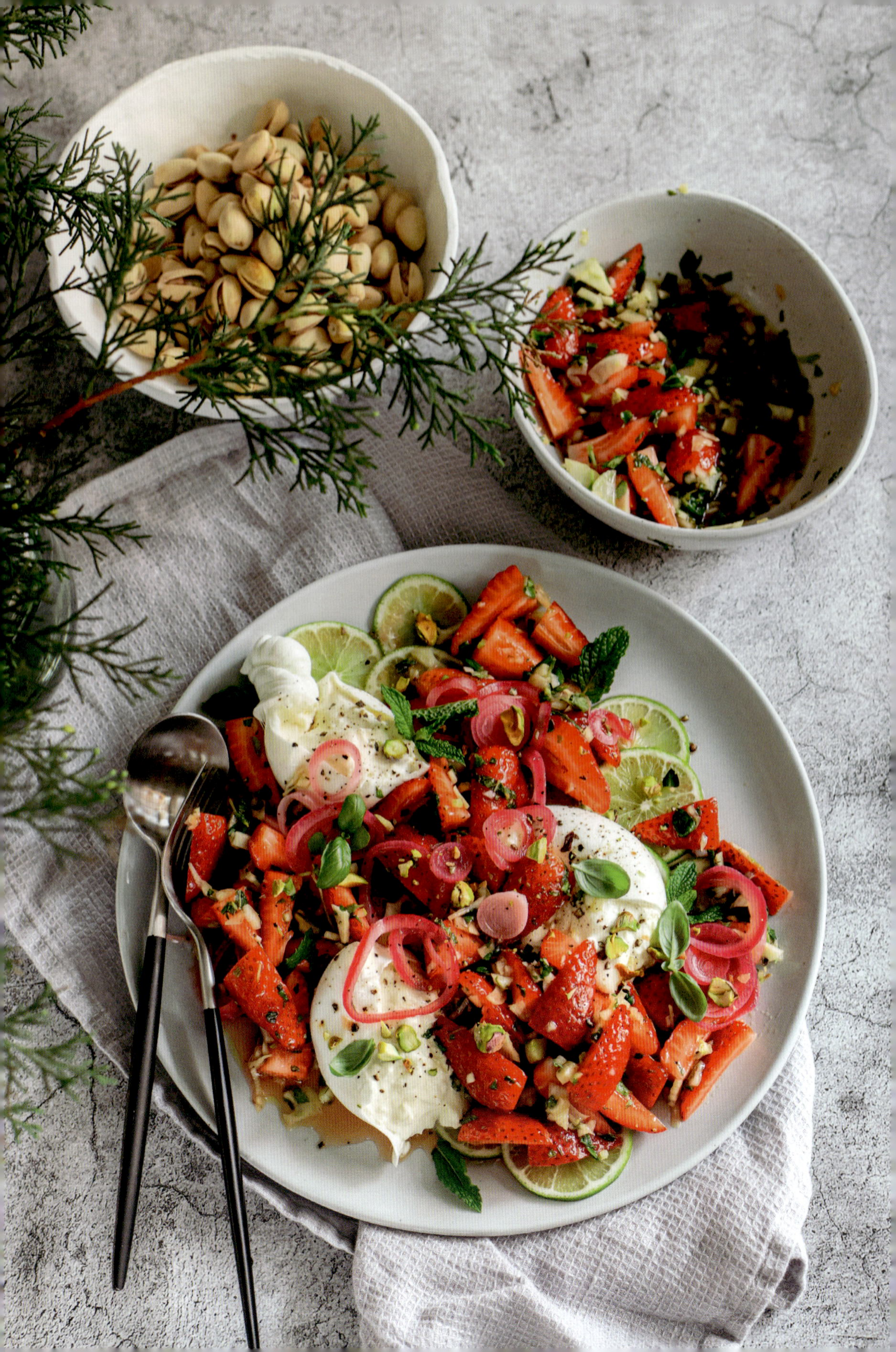

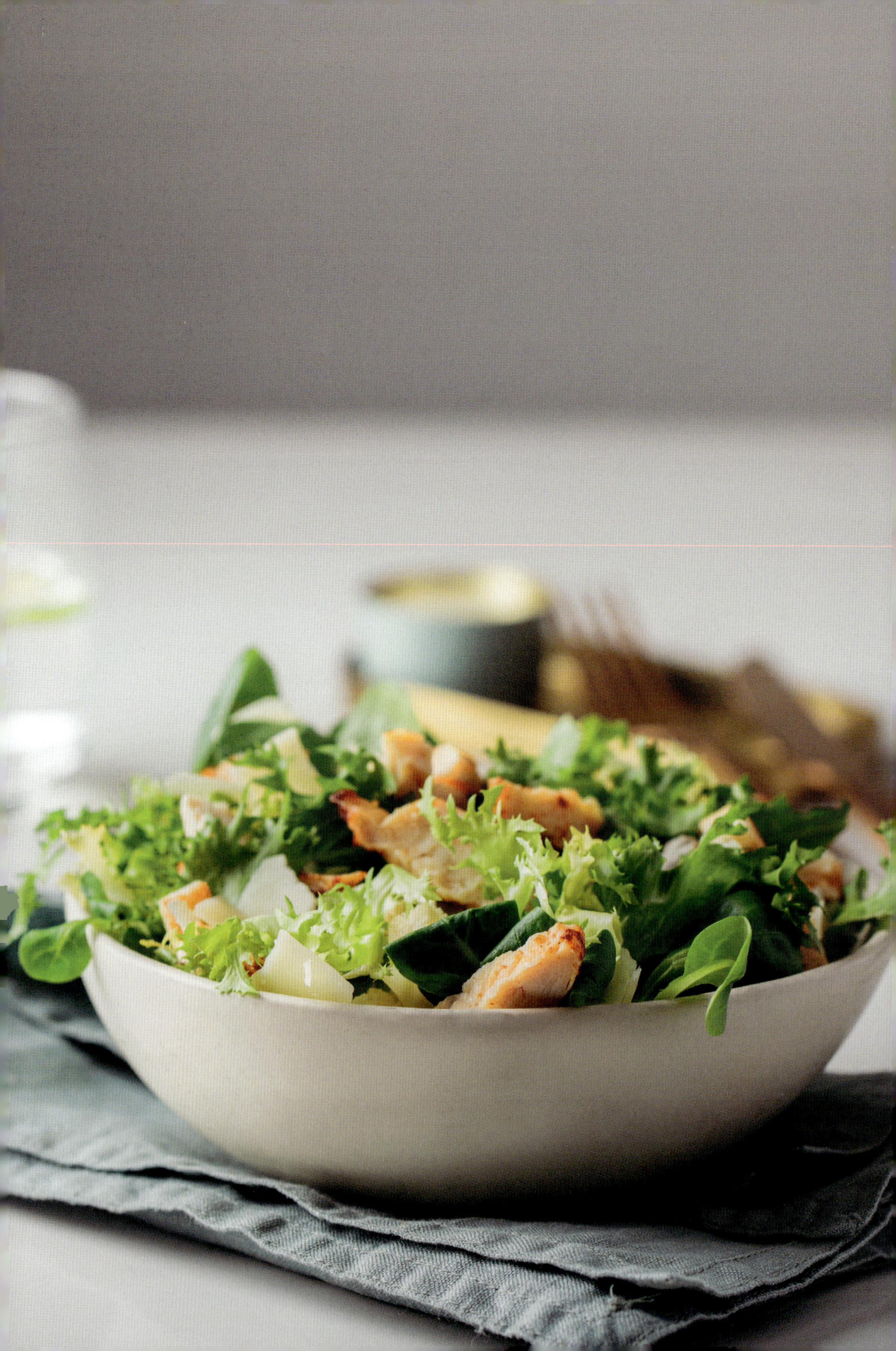

Grüner Salat mit Hähnchenstreifen

Für 4 Portionen
Zubereitungszeit:
30 Minuten

Zutaten

- 400 g Hähnchenbrustfilet
- Salz & Pfeffer
- 1 TL Rapsöl
- 1 Zwiebel
- 1 Kopf Endiviensalat, alternativ Eichblattsalat oder Pflücksalat
- 100 g Feldsalat
- 1 EL Aceto balsamico
- 1 TL Himbeeressig
- 1 TL Senf, mittelscharf
- 1 EL Olivenöl
- 30 g Parmesan

Zubereitung

1. Das Hähnchenbrustfilet waschen, trocken tupfen und in Streifen schneiden. Mit Salz und Pfeffer würzen.
2. Das Rapsöl in einer heißen Grillpfanne erhitzen und das Fleisch darin etwa 5 Minuten von jeder Seite braten und dann herausnehmen.
3. Unterdessen die Zwiebel schälen und in feine Ringe schneiden. Den Endiviensalat putzen, waschen und trocken schleudern. Die Blätter etwas zerzupfen. Den Feldsalat verlesen, waschen und trocken schleudern.
4. Die Salate mit der Zwiebel und dem Hähnchenfleisch in einer Schüssel mischen.
5. Aceto balsamico, Himbeeressig, Senf, Olivenöl sowie etwas Salz und Pfeffer zu einem Dressing verrühren. Das Dressing über den Salat geben und untermischen.
6. Den Salat in 4 Schüsseln geben, über jede Schüssel etwas Parmesan hobeln und servieren.

Nährwerte pro Portion:

208 kcal, 9 g Fett, 5,8 g Kohlenhydrate, 26,5 g Eiweiß

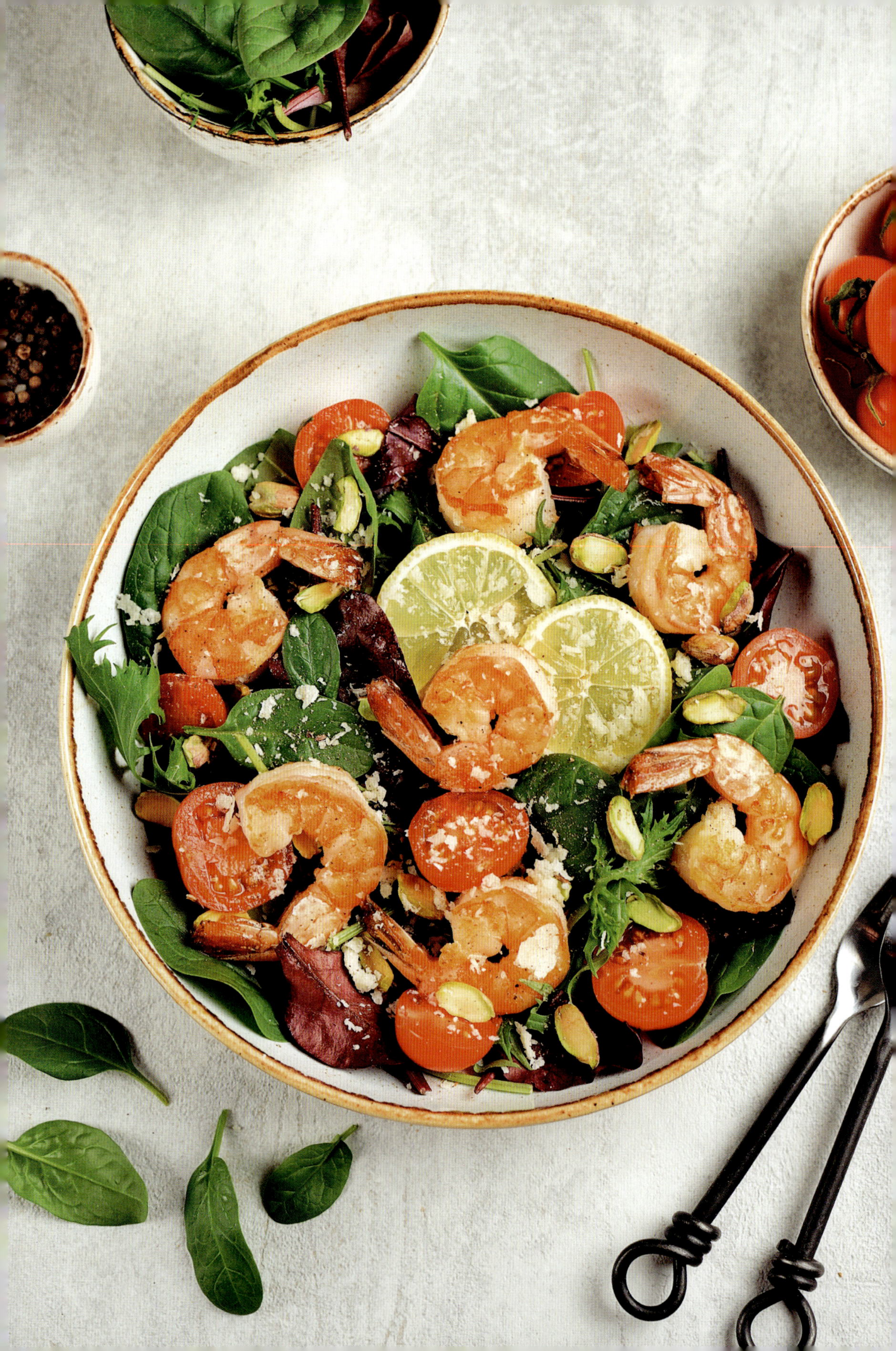

Garnelensalat

Für 4 Portionen
Zubereitungszeit:
35 Minuten + Auftauzeit

Zutaten

- 400 g rohe Garnelen ohne Schale, TK, entdarmt
- 150 g grüner Babyspinat
- 150 g roter Babyspinat
- 150 g Rucola
- 200 g Kirschtomaten
- 1 Bio-Zitrone
- 2 TL Pistazien
- 1 EL Weißweinessig
- 1 TL Honig
- 1 TL Senf, mittelscharf
- 1 EL Olivenöl
- Salz & Pfeffer
- ½ TL Koriander, gemahlen
- 2 TL Rapsöl
- 30 g Parmesan, gerieben

Zubereitung

1. Die Garnelen nach Packungsanweisung auftauen lassen.
2. Den Spinat und den Rucola putzen, waschen, trocken schleudern und zerpflücken. Die Tomaten waschen und halbieren. Die Zitrone heiß abwaschen und trocken reiben. Eine Hälfte in Scheiben schneiden, die andere Hälfte auspressen. Die Pistazien grob hacken.
3. Spinat, Rucola und Tomaten in einer Schüssel mischen.
4. Aus dem Weißweinessig, 1 EL des ausgepressten Zitronensafts, Honig, Senf und Olivenöl sowie etwas Salz und Pfeffer ein Dressing anrühren.
5. Die Garnelen waschen und trocken tupfen. Mit Salz, Pfeffer und Koriander würzen.
6. Das Rapsöl in einer beschichteten Pfanne erhitzen und die Garnelen darin etwa 4 Minuten braten, dann herausnehmen.
7. Das Dressing über den Salat geben und untermischen.
8. Den Salat auf 4 Schüsseln verteilen, die Zitronenscheiben und die Garnelen daraufgeben und mit den Pistazien sowie dem Parmesan bestreuen.

Nährwerte pro Portion:
254 kcal, 12 g Fett, 7,8 g Kohlenhydrate, 27 g Eiweiß

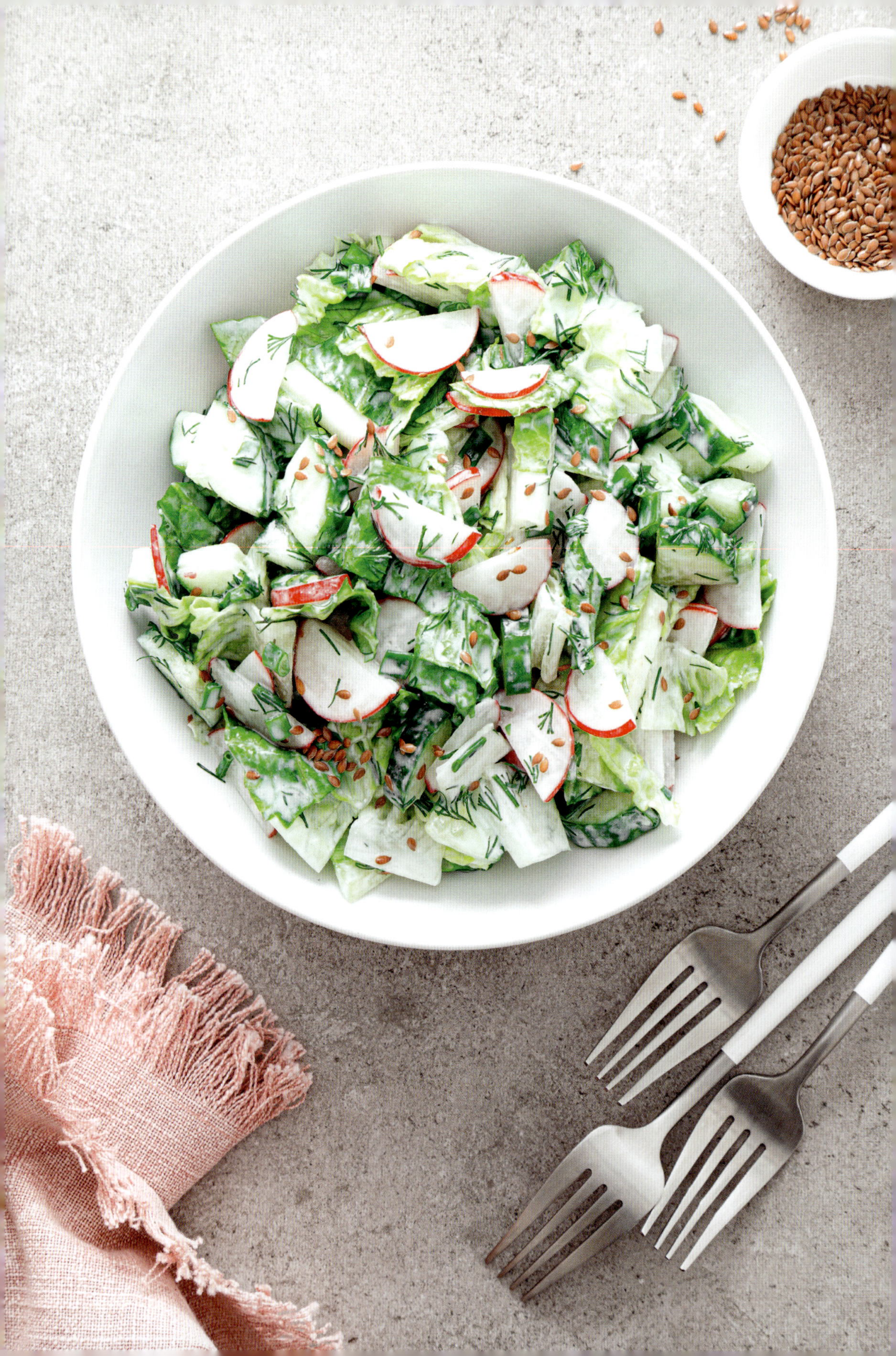

Gemüsesalat mit Joghurtdressing

Für 4 Portionen
Zubereitungszeit:
30 Minuten

Zutaten

- 2 Köpfe Romanasalat
- 1 Salatgurke
- 100 g Radieschen
- 2 Frühlingszwiebeln
- ½ Bund Dill
- 150 g Joghurt, 1,5 % Fett
- 1 EL Weißweinessig
- 1 TL Rapsöl
- Salz & Pfeffer
- ½ TL gemahlener Koriander
- 2 EL Leinsamen

Zubereitung

1. Den Romanasalat putzen, waschen, trocken schleudern und in Streifen schneiden. Die Gurke waschen, trocken tupfen, längs halbieren und in Scheiben schneiden. Die Radieschen putzen, waschen, halbieren und in Scheiben schneiden. Die Frühlingszwiebeln waschen, trocken tupfen und fein schneiden. Den Dill waschen, trocken tupfen, von den Stielen zupfen und grob hacken.
2. Alle vorbereiteten Gemüse-Salatzutaten in einer großen Schüssel miteinander mischen.
3. Den Joghurt mit dem Essig, Öl, Salz, Pfeffer und Koriander zu einem Dressing verrühren. Das Dressing über den Salat geben und untermischen.
4. Den Salat auf 4 Schüsseln oder Teller verteilen, jeweils etwas Leinsamen darüberstreuen und servieren.

Nährwerte pro Portion:
91 kcal, 3,8 g Fett, 7,5 g Kohlenhydrate, 5,8 g Eiweiß

Kürbis-Quinoa-Salat mit Grünkohl

Für 4 Portionen
Zubereitungszeit: 40 Minuten

Zutaten

- ½ Hokkaidokürbis, ca. 500 g
- Salz
- 100 g Quinoa
- 200 g Grünkohl
- 1 Zitrone
- 2 EL Olivenöl
- 2 TL Sonnenblumenkerne
- 1 Granatapfel
- 1 Bund Frühlingszwiebeln
- 1 TL Honig
- ½ TL Senf, mittelscharf
- Pfeffer
- Chilipulver

Zubereitung

1. Den Kürbis waschen, entkernen, in Würfel schneiden und in wenig gesalzenem Wasser 10 bis 15 Minuten garen. Die Quinoa waschen, abtropfen lassen und in 200 ml gesalzenem Wasser etwa 15 Minuten ausquellen lassen. Den Kürbis abtropfen lassen und in eine Schüssel geben. Quinoa dazugeben.
2. In der Zwischenzeit den Grünkohl waschen, trocken schütteln und die harten Stiele bzw. Blattrippen herausschneiden und die Grünkohlblätter etwas zerkleinern. Die Zitrone halbieren und auspressen. 1 TL Zitronensaft, 1 TL Olivenöl und etwas Salz zu einer Marinade verrühren. Den Grünkohl in eine Schüssel geben und die Marinade darübergießen. Dann die Marinade mit den Händen 1–2 Minuten in den Grünkohl massieren, damit der Grünkohl etwas zarter wird.
3. Die Sonnenblumenkerne in einer beschichteten Pfanne goldbraun rösten, dann beiseitestellen.
4. Den Granatapfel halbieren und die Kerne herauslösen. Die Frühlingszwiebeln putzen, waschen und in Ringe schneiden.
5. Granatapfelkerne, Frühlingszwiebeln und Grünkohl zu der Kürbis-Quinoa-Mischung geben.
6. Aus dem restlichen Zitronensaft, Olivenöl, Honig, Senf, etwas Salz und Pfeffer sowie einer Prise Chilipulver ein Dressing anrühren.

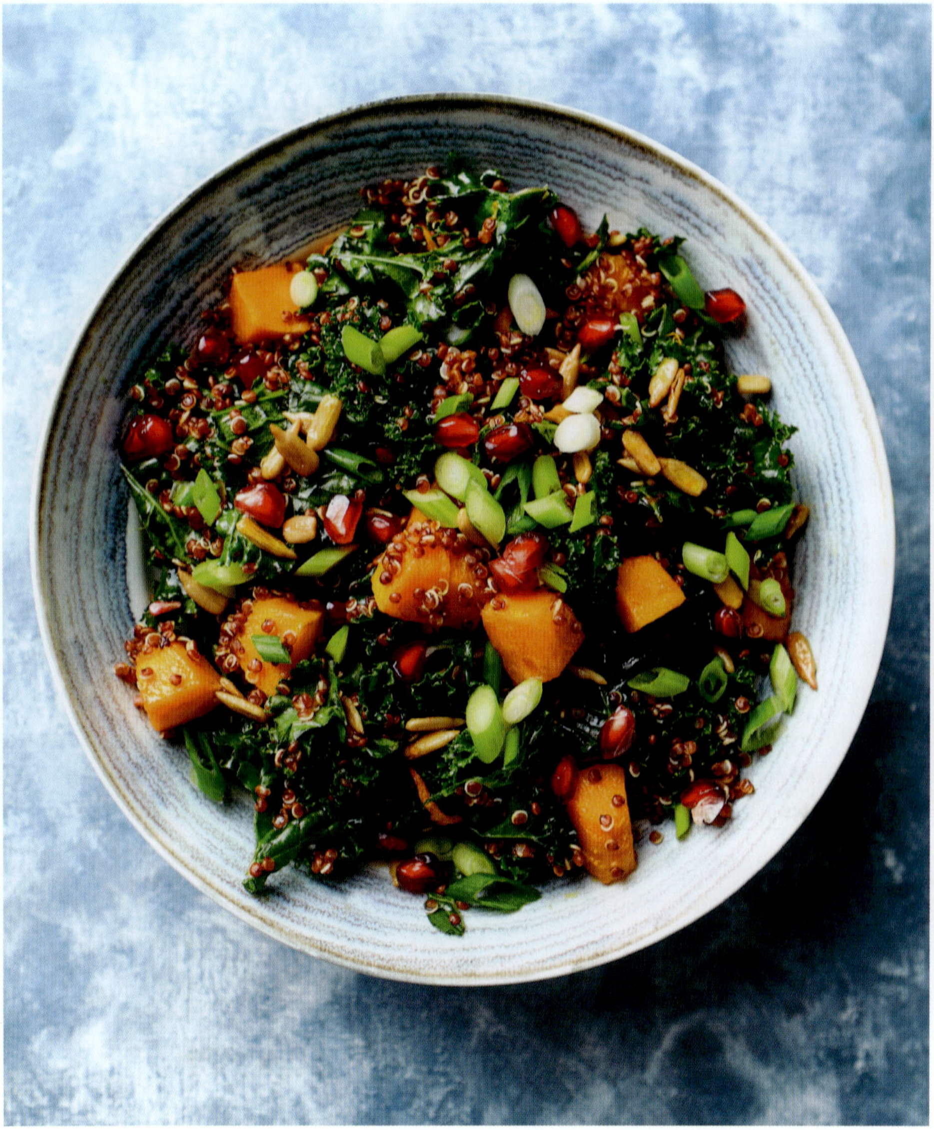

Das Dressing über den Salat geben und untermischen.

7. Den Salat in 4 Schüsseln oder Teller geben, mit den Sonnenblumenkernen bestreuen und servieren.

Nährwerte pro Portion:
238 kcal, 8 g Fett, 32 g Kohlenhydrate, 8,2 g Eiweiß

Rote-Bete-Salat

Für 4 Portionen
Zubereitungszeit:
20 Minuten +
40 Minuten
Marinierzeit

Zutaten

- 500 g Rote Bete, gegart
- 1 Apfel
- 2 Möhren
- 200 g Weißkohl
- 1 Zwiebel
- 2 EL Rotweinessig
- 1 EL Orangensaft
- 1 TL Senf, mittelscharf
- Salz & Pfeffer
- 1 EL Olivenöl
- ½ Bund Schnittlauch

Zubereitung

1. Die Rote Bete abtropfen lassen und in Stücke schneiden. Den Apfel schälen, vierteln, entkernen und in kleine Stücke schneiden. Die Möhren putzen, schälen und in dünne Scheiben schneiden. Den Weißkohl putzen, waschen und in feine Streifen schneiden. Die Zwiebel schälen, halbieren und in feine Ringe schneiden.
2. Das vorbereitete Gemüse in einer Schüssel miteinander mischen.
3. Aus dem Rotweinessig, Orangensaft, Senf, Salz, Pfeffer und Olivenöl ein Dressing anrühren.
4. Das Dressing über den Salat geben, untermischen und etwa 40 Minuten durchziehen lassen.
5. Den Schnittlauch waschen, trocken tupfen und in grobe Röllchen schneiden. Den Salat mit dem Schnittlauch bestreuen und servieren.

Nährwerte pro Portion:
122 kcal, 3 g Fett, 19,3 g Kohlenhydrate, 3,5 g Eiweiß

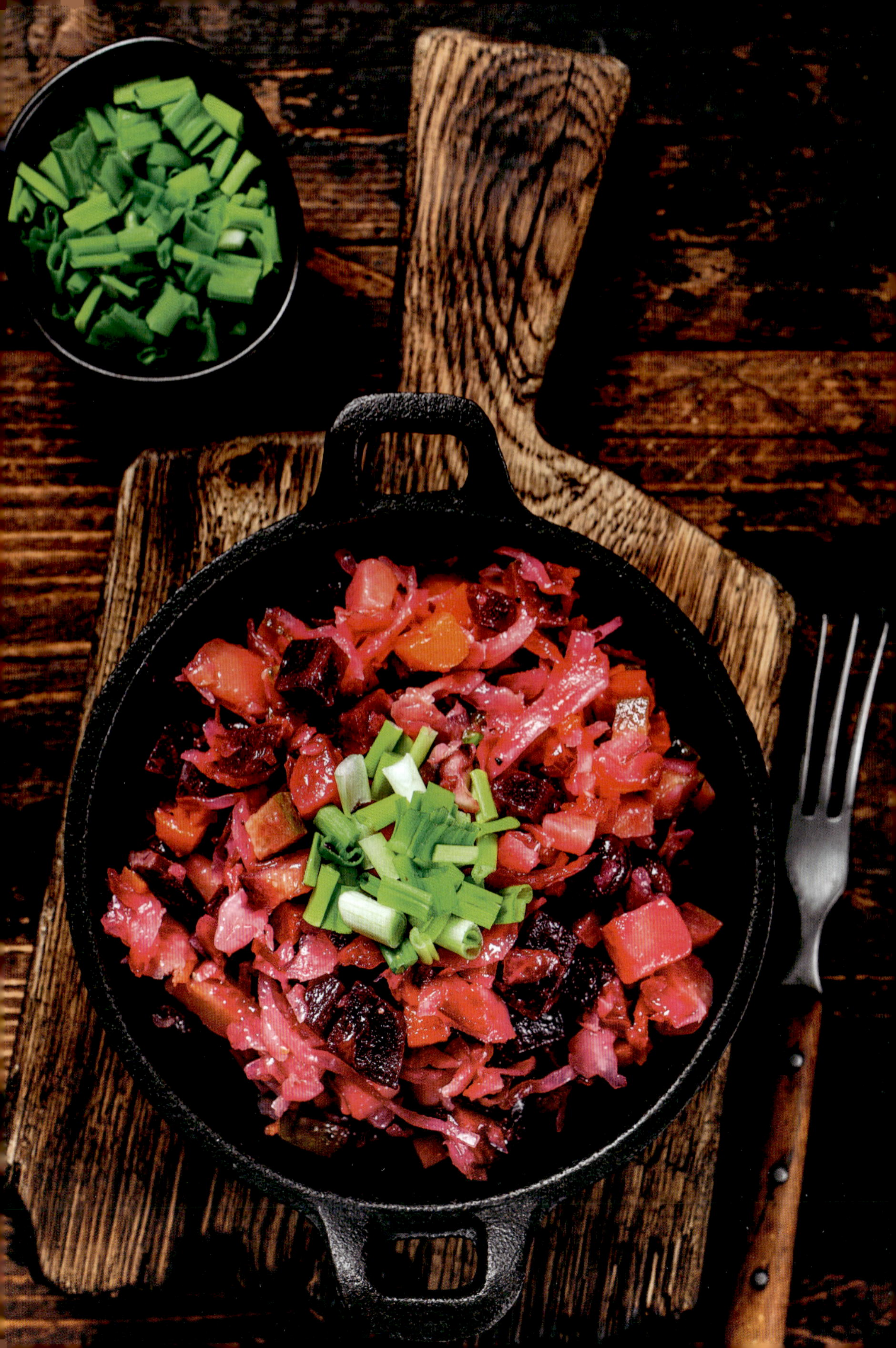

Gemüsegerichte

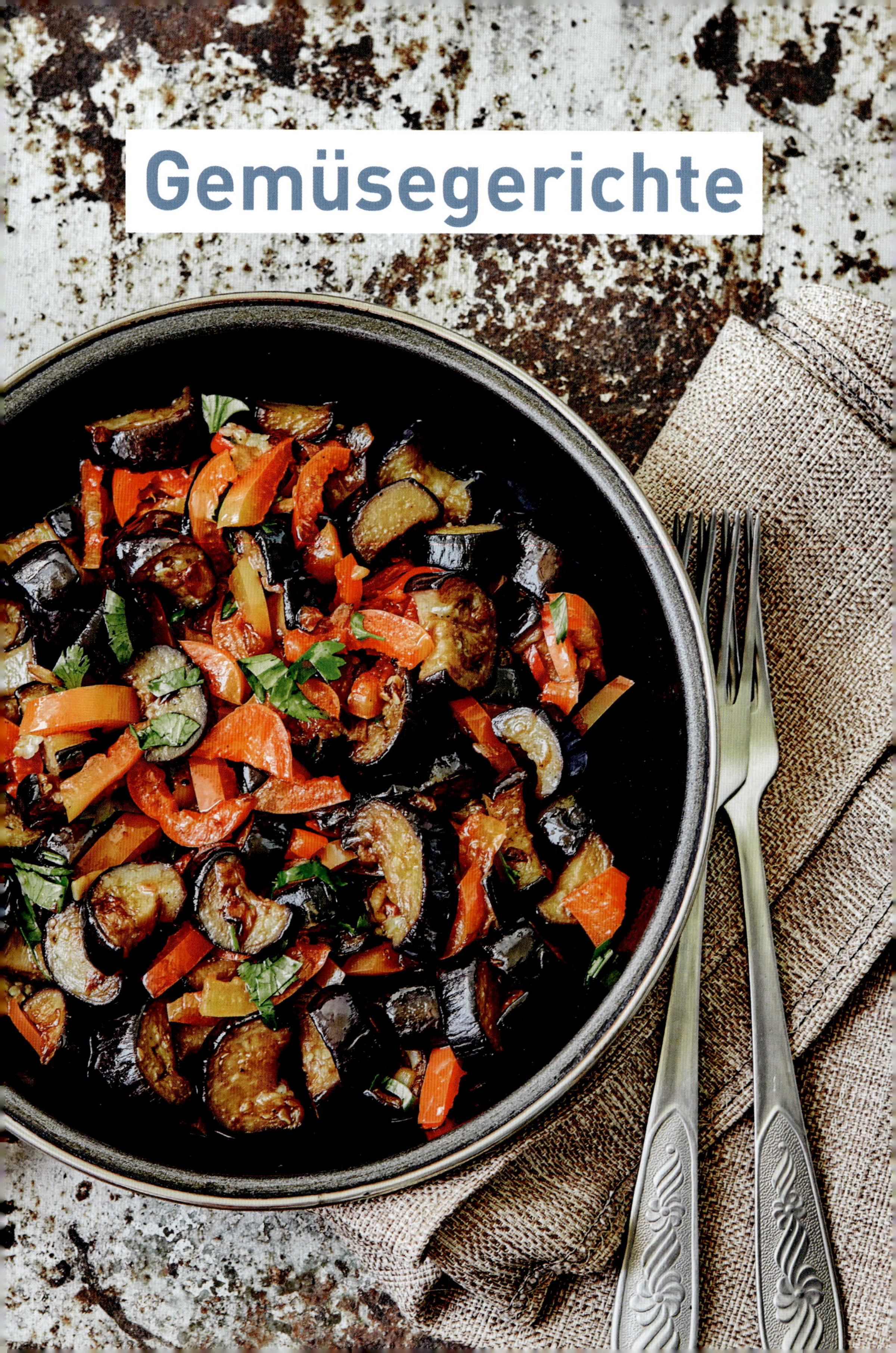

Ratatouille

Für 4 Portionen
Zubereitungszeit:
50 Minuten

Zutaten

- 1 Aubergine
- 2 Zucchini
- je 1 rote und gelbe Paprikaschote
- 1 Gemüsezwiebel
- 4 Knoblauchzehen
- 2 EL Olivenöl
- 1 EL Tomatenmark
- Salz & Pfeffer
- 800 g stückige Tomaten, aus der Dose
- ½ Bund Basilikum
- ½ Bund Blattpetersilie

Zubereitung

1. Die Aubergine, Zucchini und Paprikaschoten putzen, waschen und in Stücke schneiden. Die Zwiebel schälen und würfeln. Den Knoblauch schälen und in dünne Scheiben schneiden.
2. Das Öl in einer großen Pfanne erhitzen. Die Auberginenwürfel darin etwa 5 Minuten braten. Dann Zucchini, Paprika, Zwiebelwürfel und Knoblauch dazugeben und kurz mitbraten. Das Tomatenmark zufügen und anschwitzen. Mit Salz und Pfeffer würzen.
3. Die Tomaten dazugeben und etwa 15 Minuten schmoren lassen.
4. Das Basilikum und die Petersilie waschen, trocken tupfen und die Blättchen hacken. Die Hälfte der Kräuter unter das Ratatouille rühren.
5. Das Ratatouille mit Salz und Pfeffer abschmecken. Mit den restlichen Kräutern bestreuen und servieren.

Nährwerte pro Portion:
170 kcal, 6,5 g Fett, 19,8 g Kohlenhydrate, 7 g Eiweiß

Sellerieschnitzel mit Püree und Salat

Für 4 Portionen
Zubereitungszeit:
45 Minuten

Zutaten

Für die Schnitzel und das Püree

- 1 kg Knollensellerie
- 200 g Kartoffeln, mehligkochend
- Salz
- 1 Ei, Größe M
- Pfeffer
- 50 g Mandeln, gemahlen
- 2 EL Rapsöl
- 200 ml Milch, 1,5 % Fett
- 1 TL Butter
- Muskatnuss, frisch gerieben

Für den Salat

- 200 g Friséesalat
- je 1 rote und gelbe Paprikaschote
- ½ Salatgurke
- ½ Bund Blattpetersilie
- 2 EL Weißweinessig
- Salz & Pfeffer
- 1 TL Oregano, getrocknet
- 1 EL Olivenöl
- 1 Bio-Limette

Zubereitung

1. Den Sellerie schälen, 4 etwa 2 cm dicke Scheiben davon schneiden und den Rest würfeln. Die Kartoffeln schälen, waschen und würfeln.
2. Für die Schnitzel die 4 Selleriescheiben in gesalzenem Wasser 10 Minuten kochen. Herausnehmen und abkühlen lassen.
3. Für das Püree die Kartoffel- und Selleriewürfel in gesalzenem Wasser etwa 15 Minuten weich kochen.
4. Das Ei in einen tiefen Teller verquirlen und mit Salz und Pfeffer würzen. Die Mandeln auf einen weiteren Teller geben. Die 4 gekochten Selleriescheiben erst in Ei, dann in Mandeln wenden. Das Rapsöl in einer beschichteten Pfanne erhitzen und die Selleriescheiben darin von beiden Seiten bei mittlerer Hitze goldbraun braten, etwa 10 Minuten.
5. Unterdessen für das Püree die Milch erhitzen. Den Sellerie und die Kartoffeln abgießen, dabei das Kochwasser auffangen. Die Milch und etwas Kochwasser zu der Sellerie-Kartoffel-Mischung geben und mit einem Stampfer zerdrücken. Die

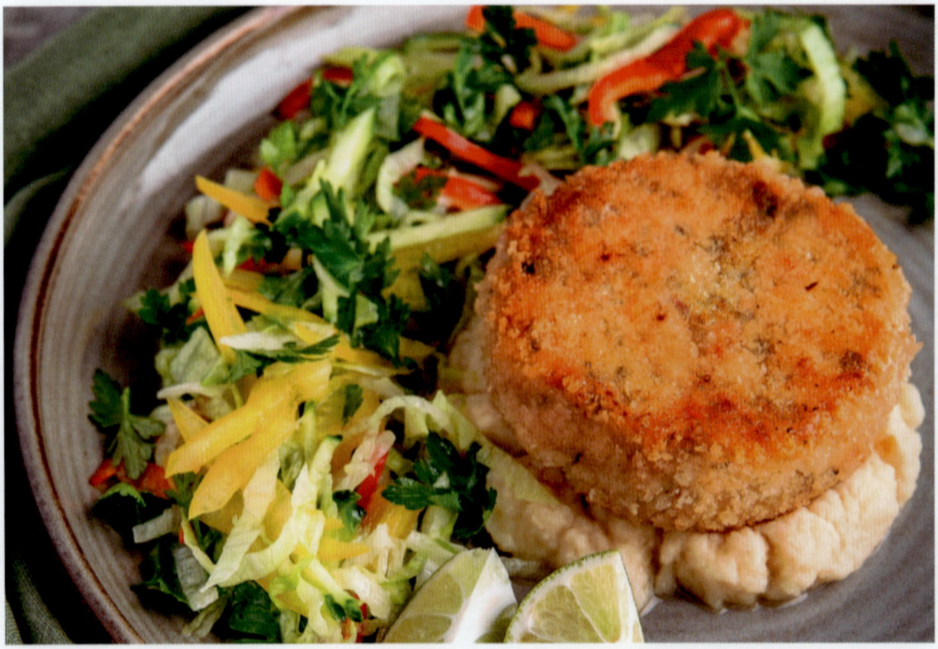

Butter untermischen. Mit Salz, Pfeffer und Muskatnuss abschmecken.

6. Während die Zutaten für Schnitzel und Püree kochen, den Salat vorbereiten. Dazu den Friséesalat putzen, waschen, trocken schleudern und zerzupfen. Die Paprikaschoten putzen, waschen und in Streifen schneiden. Die Gurke schälen und in Streifen schneiden. Die Petersilie waschen, trocken schütteln, die Blättchen grob hacken. Die Salatzutaten in einer großen Schüssel miteinander mischen.
7. Aus dem Weißweinessig, Salz, Pfeffer, Oregano und Olivenöl ein Dressing anrühren. Das Dressing über den Salat geben und untermischen.
8. Die Limette heiß abwaschen, trocken tupfen und in Spalten schneiden, sodass jeder Limettensaft nach Wunsch auf das Selllerieschnitzel träufeln kann.
9. Das Püree auf Teller verteilen und eine panierte Sellerieschcheibe darauf anrichten. Mit Salat und Limettenspalten anrichten.

Nährwerte pro Portion:

322 kcal, 19 g Fett, 22,8 g Kohlenhydrate, 13,8 g Eiweiß

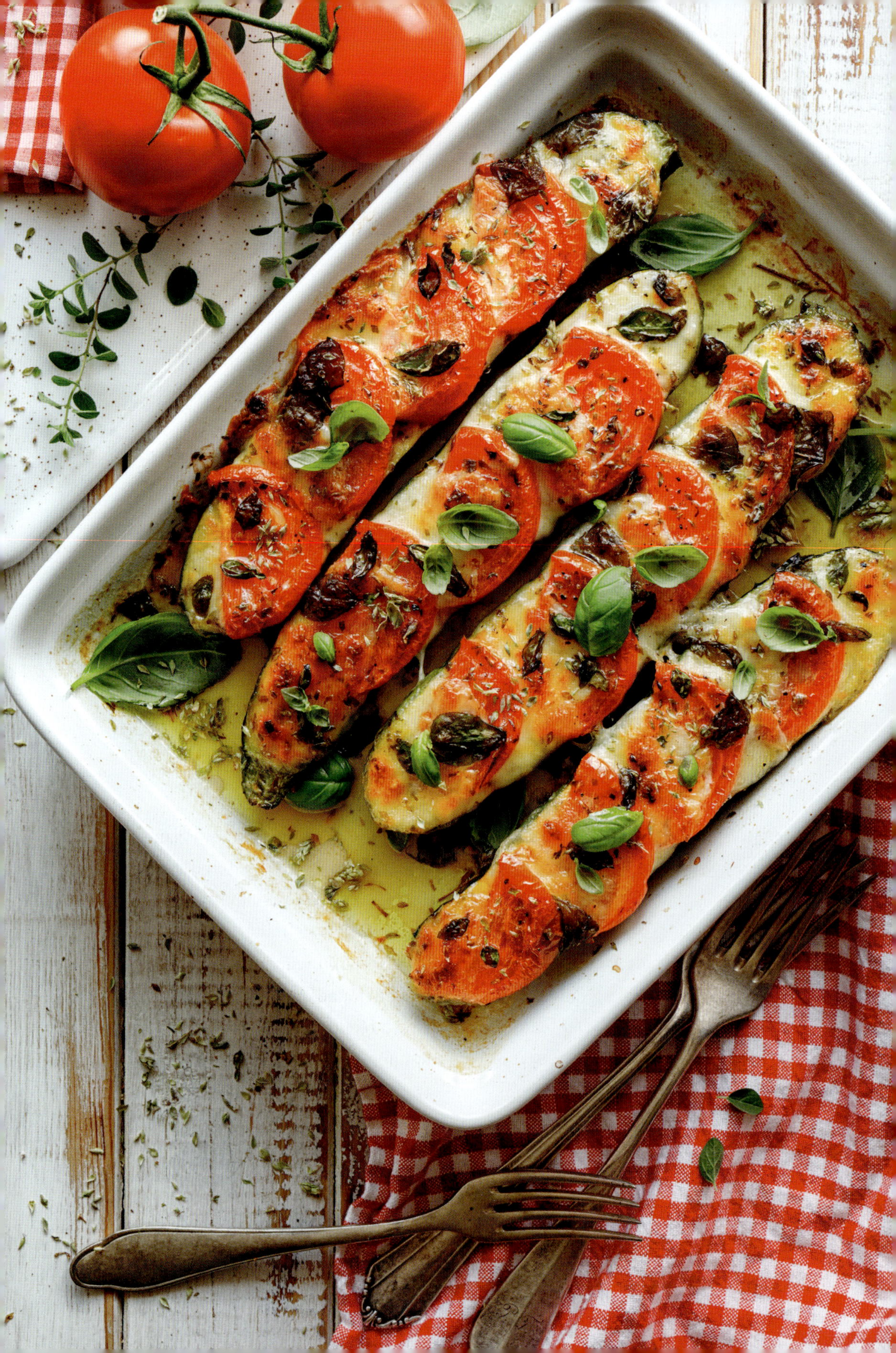

Gefüllte Zucchini

Für 4 Portionen
Zubereitungszeit:
50 Minuten

Zutaten

- 2 große Zucchini
- 1 rote Zwiebel
- 2 Knoblauchzehen
- 200 g Tomaten
- 100 g Mozzarella, 20 % Fett i. Tr.
- Salz
- 1 TL Olivenöl
- 200 g passierte Tomaten
- 2 Stiele Oregano
- 2 Stiele Petersilie
- 4 Stiele Basilikum
- Pfeffer
- 150 ml Gemüsebrühe

Zubereitung

1. Den Backofen auf 200 °C Ober-/Unterhitze vorheizen.
2. Die Zucchini putzen, waschen und der Länge nach halbieren. Das Innere mit einem Löffel herauskratzen und für die Füllung aufbewahren, dabei einen etwa ½ cm breiten Rand stehen lassen.
3. Die Zwiebel und den Knoblauch schälen und fein würfeln. Die Tomaten waschen und in Scheiben schneiden. Den Mozzarella reiben oder klein schneiden.
4. Die Zucchini innen mit Salz würzen und nebeneinander in eine Auflaufform legen.
5. Die Zwiebel- und Knoblauchwürfel in einer Pfanne im heißen Olivenöl andünsten. Die passierten Tomaten und das Innere der Zucchini dazugeben und etwas einkochen lassen.
6. Die Kräuter waschen, trocken tupfen und die Blättchen abzupfen. Petersilie, Oregano und die Hälfte des Basilikums hacken und in die Sauce geben. Mit Salz und Pfeffer abschmecken.
7. Die Zucchini mit der Tomatensauce füllen, den Mozzarella daraufgeben und die Tomatenscheiben darauflegen. Mit etwas frisch gemahlenem Pfeffer würzen. Die Brühe angießen und die Zucchini im Ofen 20–25 Minuten garen.
8. Mit den Basilikumblättchen anrichten und servieren.

Nährwerte pro Portion:
126 kcal, 4 g Fett, 13,3 g Kohlenhydrate, 8,3 g Eiweiß

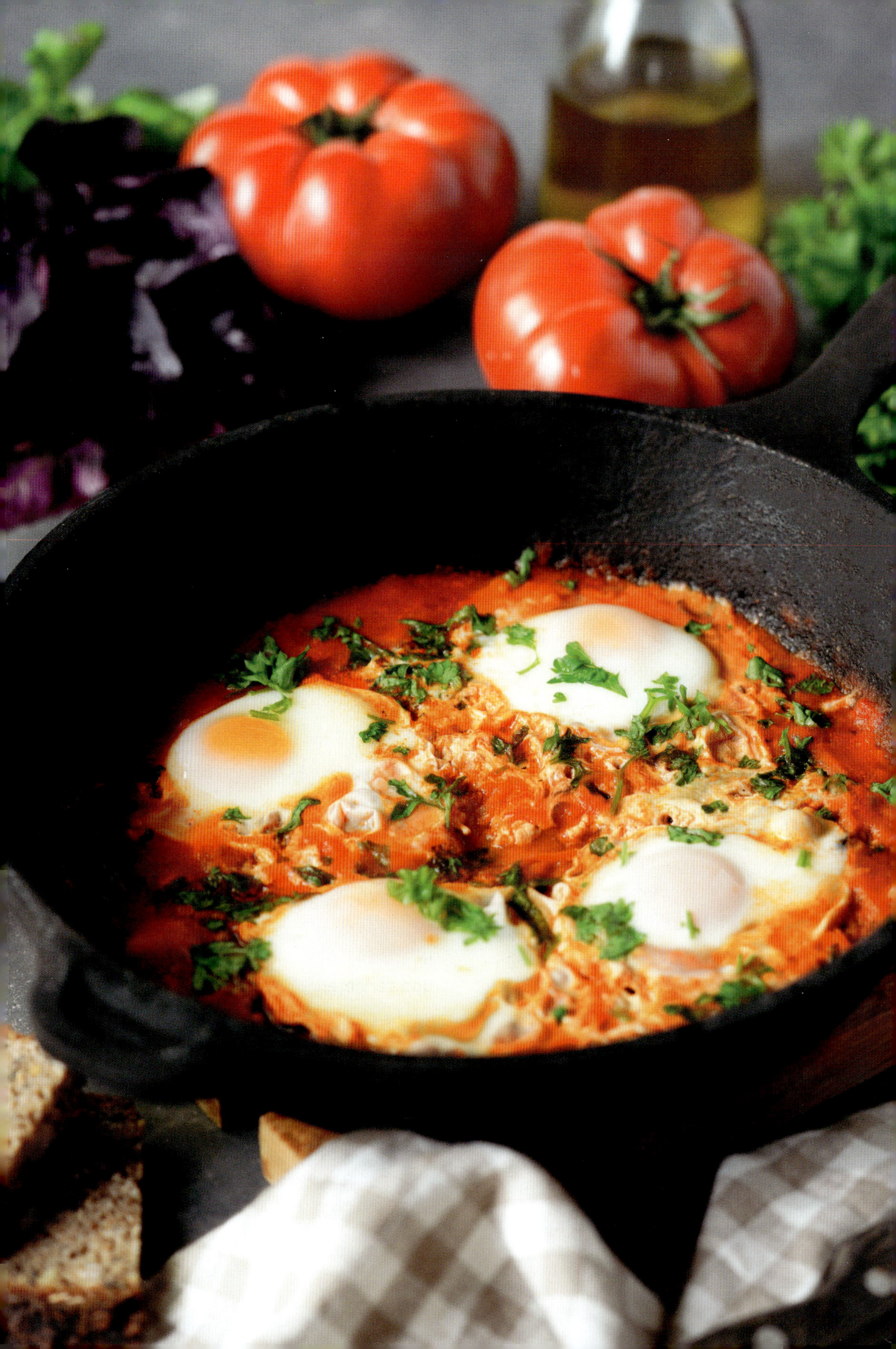

Shakshuka

Für 4 Portionen
Zubereitungszeit:
40 Minuten

Zutaten

- 3 rote Paprikaschoten
- 1 Zwiebel
- 1 Knoblauchzehe
- 1 EL Olivenöl
- 800 g stückige Tomaten, aus der Dose
- ½ TL Kreuzkümmel, gemahlen
- ½ TL Paprikapulver, edelsüß
- ¼ TL Cayennepfeffer oder Chilipulver, gemahlen
- Salz & Pfeffer
- ½ Bund Petersilie
- 3 Zweige Koriander
- 4 Eier, Größe L
- optional: 4 Scheiben Low Carb-Brot, z. B. Eiweiß-Nussbrot von Seite 83

Zubereitung

1. Die Paprikaschoten putzen, waschen und in Würfel schneiden. Die Zwiebel und den Knoblauch schälen und in feine Würfel schneiden.
2. Das Öl in einer großen Pfanne erhitzen. Zwiebel und Knoblauch darin andünsten. Die Paprikawürfel dazugeben und kurz mitdünsten. Die stückigen Tomaten hinzufügen und alles mit Kreuzkümmel. Paprikapulver, Cayennepfeffer oder Chilipulver, Salz und Pfeffer kräftig würzen. Das Gemüse etwa 10–15 Minuten garen.
3. Unterdessen die Petersilie und den Koriander waschen, trocken tupfen und die Blättchen hacken. Die Hälfte unter das Gemüse rühren.
4. Nach der Garzeit die Eier auf das Gemüse schlagen, leicht salzen und bei geschlossenem Deckel ca. 5 Minuten stocken lassen.
5. Die Shakshuka mit den restlichen Kräutern bestreuen, wenn gewünscht das Brot dazureichen und servieren.

Nährwerte pro Portion (ohne Brot):
219 kcal, 10,5 g Fett, 17,8 g Kohlenhydrate, 12,3 g Eiweiß

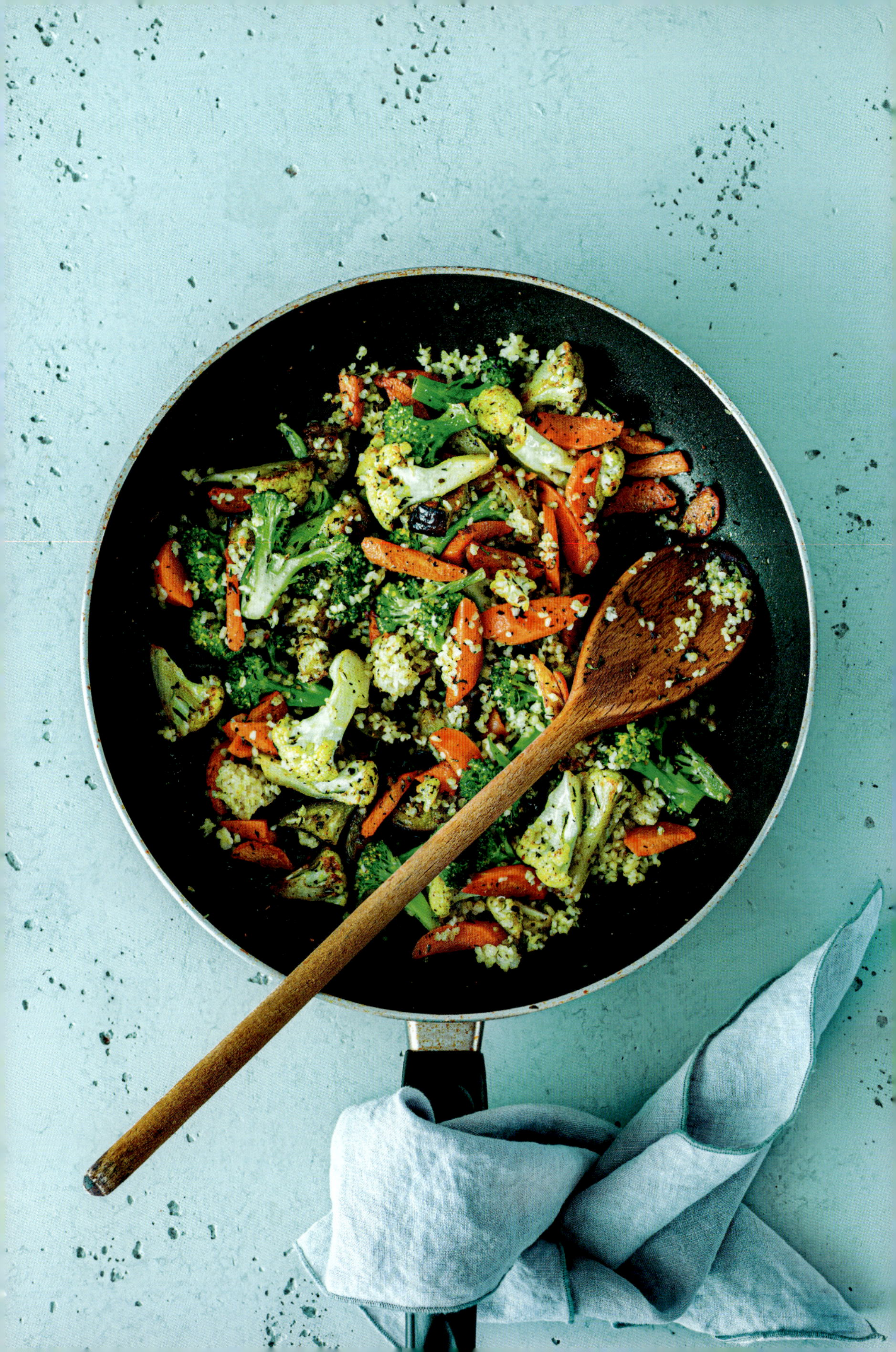

Bulgur-Gemüsepfanne

Für 4 Portionen
Zubereitungszeit:
35 Minuten

Zutaten

- 100 g Bulgur
- Salz
- 300 g Brokkoli
- 300 g Blumenkohl
- 1 rote Paprikaschote
- 1 kleine Aubergine
- 200 g Möhren
- 1 Zwiebel
- 1 TL Leinöl
- 1 EL Rapsöl
- 150 ml Gemüsebrühe
- Saft von ½ Zitrone
- Pfeffer
- ½ TL Currypulver

Zubereitung

1. Den Bulgur in 200 ml kochendem gesalzenem Wasser ca. 15 Minuten ausquellen lassen.
2. In der Zwischenzeit den Brokkoli und den Blumenkohl putzen, waschen und in kleine Röschen teilen. Die Paprikaschote und die Aubergine putzen, waschen und klein schneiden. Die Möhren putzen, schälen und in Streifen schneiden. Die Zwiebel schälen und fein würfeln.
3. Das Leinöl und das Rapsöl in einer großen Pfanne erhitzen. Die Zwiebelwürfel darin andünsten. Den Blumenkohl dazugeben, andünsten, mit der Brühe ablöschen und etwa 5 Minuten garen. Brokkoli, Paprika, Aubergine und Möhren dazugeben und weitere 10 Minuten garen.
4. Den Bulgur unter das Gemüse mischen. Mit Zitronensaft, Salz, Pfeffer und Currypulver abschmecken und servieren.

Nährwerte pro Portion:
220 kcal, 5,8 g Fett, 31,8 g Kohlenhydrate, 9 g Eiweiß

Würziger Bohnentopf

Für 4 Portionen
Zubereitungszeit:
40 Minuten

Zutaten

- 1 Dose weiße Bohnen, 800 g Füllmenge
- 1 rote Paprikaschote
- 200 g Kirschtomaten
- 200 g Blattspinat
- 1 Zwiebel
- 2 Knoblauchzehen
- 1 Stück Ingwer, walnussgroß
- 1 EL Rapsöl
- Salz & Pfeffer
- ½ TL Kreuzkümmel, gemahlen
- Cayennepfeffer
- 1 l Gemüsebrühe
- 200 ml passierte Tomaten

Zubereitung

1. Die Bohnen in ein Sieb geben und mit kaltem Wasser abspülen, dann abtropfen lassen.
2. Die Paprikaschote putzen, waschen und in kleine Stücke schneiden. Die Tomaten waschen und halbieren. Den Spinat verlesen, waschen und trocken schütteln. Zwiebel, Knoblauch und Ingwer schälen und fein würfeln.
3. Das Öl in einer großen Pfanne erhitzen und darin die Zwiebel-, Knoblauch und Ingwerwürfel andünsten. Paprika dazugeben und kurz mitdünsten. Mit Salz, Pfeffer, Kreuzkümmel und Cayennepfeffer würzen.
4. Die Brühe und die passierten Tomaten dazugießen, aufkochen lassen und bei mittlerer Hitze etwa 5 Minuten garen.
5. Dann die abgetropften Bohnen und die halbierten Tomaten in die Brühe geben und weitere 5 Minuten garen. Danach den Spinat in den Eintopf geben und zusammenfallen lassen, ca. 2–3 Minuten.
6. Den Bohnentopf abschmecken, in 4 Schalen oder Teller geben und servieren.

Nährwerte pro Portion:
269 kcal, 9,8 g Fett, 29,8 g Kohlenhydrate, 14,8 g Eiweiß

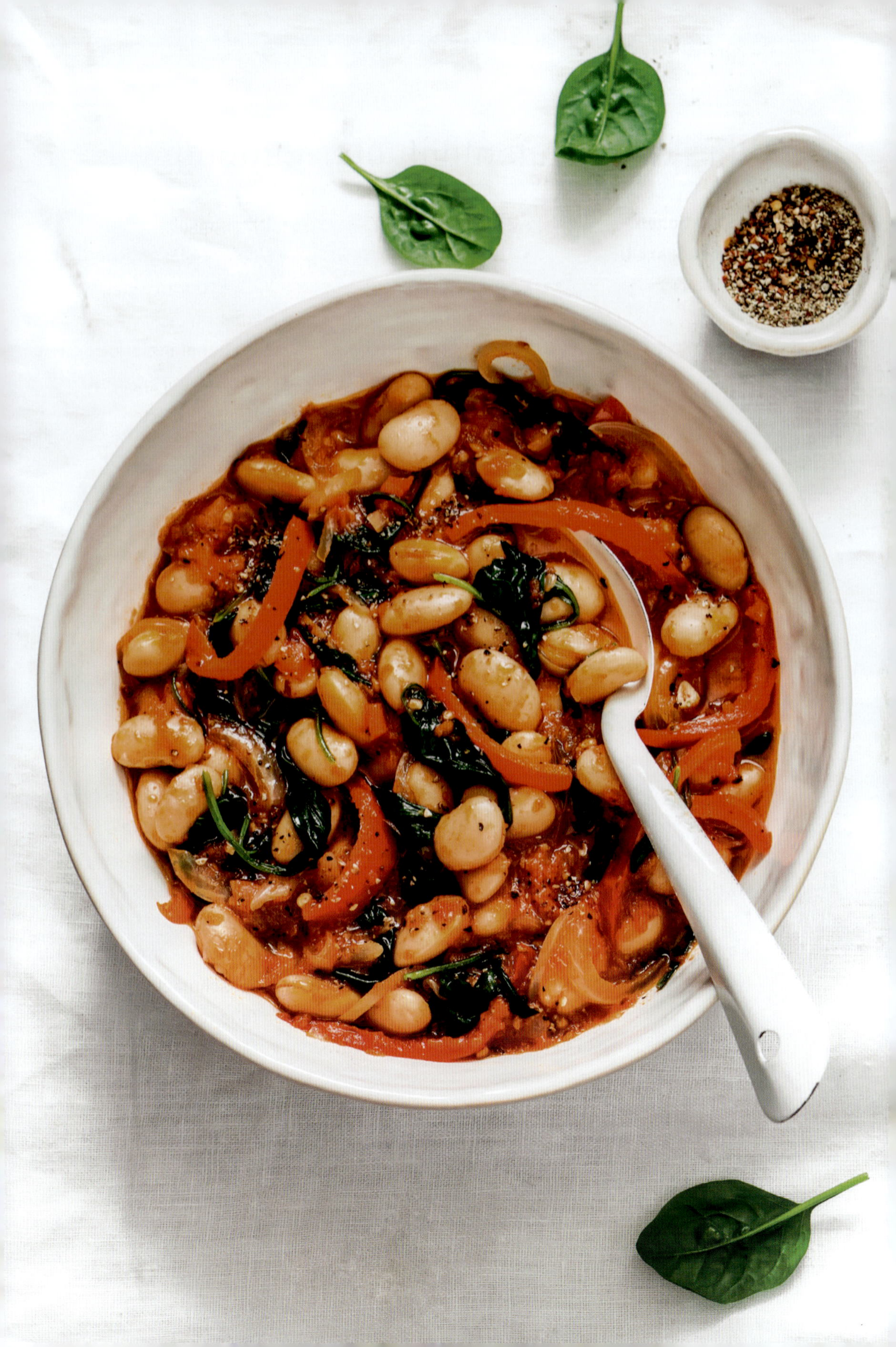

Paprikaschoten mit bunter Füllung

Für 4 Portionen
Zubereitungszeit:
55 Minuten

Zutaten

- 100 g Vollkornreis
- Salz
- 5 rote und/oder gelbe Paprikaschoten
- 2 Möhren
- 1 Gemüsezwiebel
- 4 Stiele Basilikum
- 2 Stiele Petersilie
- 1 ½ EL Rapsöl
- 100 g Gouda, gerieben, 30 % Fett i. Tr.
- Pfeffer
- 2 TL Tomatenmark
- 250 ml Gemüsebrühe
- ½ TL Oregano, getrocknet

Zubereitung

1. Den Reis im gesalzenen Wasser ca. 20 Minuten kochen, bis er bissfest ist.
2. Den Backofen auf 180 °C Umluft vorheizen.
3. Während der Reis kocht von 4 Paprikaschoten an den Stielenden einen Deckel abschneiden und die Kerne und weißen Wände entfernen. Die Paprikaschoten innen und außen waschen und abtropfen lassen.
4. Die restliche Paprikaschote waschen, entkernen und fein würfeln. Die Möhren putzen, schälen und ebenfalls würfeln. Die Gemüsezwiebel schälen und fein würfeln. Das Basilikum und die Petersilie waschen, trocken schütteln und die Blättchen von den Stielen zupfen. Die Hälfte der Basilikumblättchen beiseitelegen, das restliche Basilikum und die Petersilie hacken.
5. 1 EL Öl in einer beschichteten Pfanne erhitzen und die Hälfte der Zwiebelwürfel darin andünsten. Die Möhren- und Paprikawürfel dazugeben und etwa 5 Minuten dünsten. Dann den Reis, die gehackten Kräuter und den Gouda untermischen. Mit Salz und Pfeffer abschmecken.
6. Die restlichen Zwiebelwürfel in einen kleinen Topf in dem restlichen Öl andünsten. Das Tomatenmark dazugeben und anschwitzen, die Brühe angießen und mit Salz, Pfeffer und Oregano abschmecken
7. Die Paprikaschoten in eine Auflaufform stellen. Die Reis-Gemüsemischung in die Paprikaschoten füllen und den Deckel auflegen.

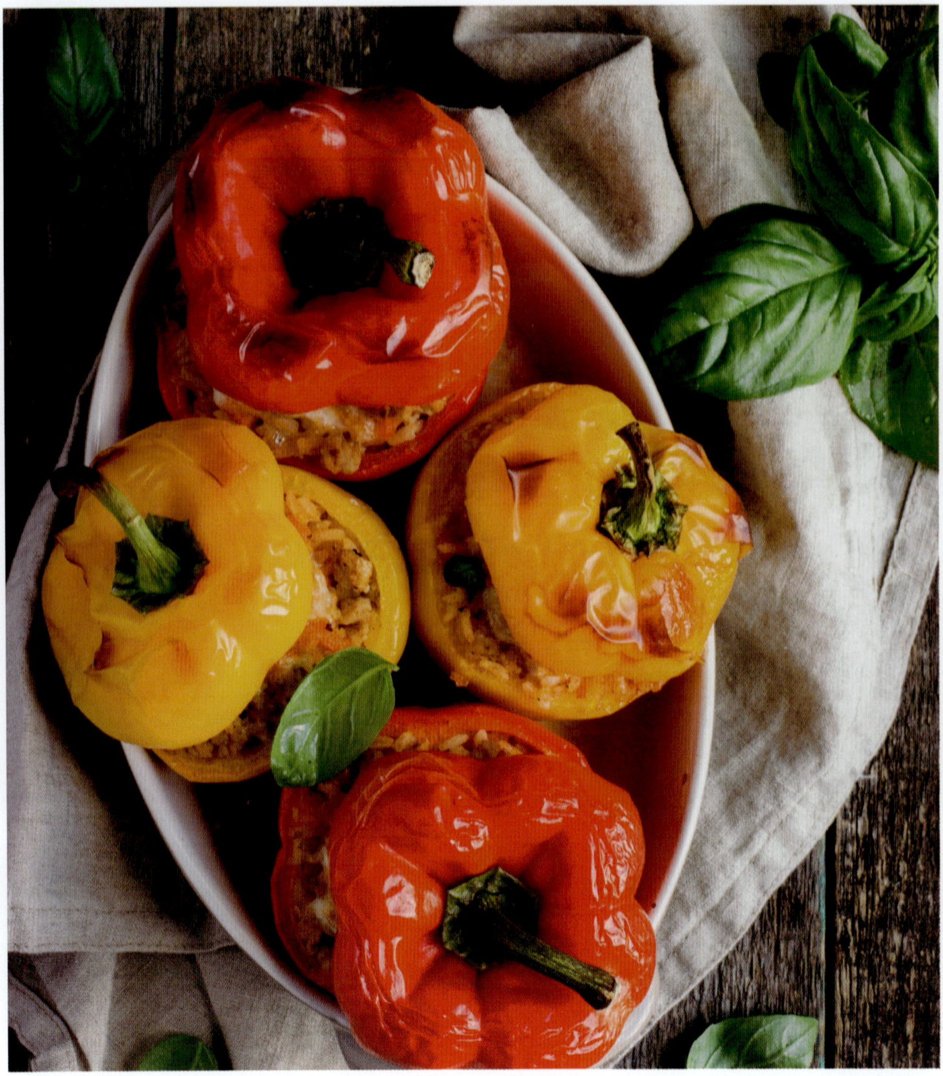

Den Tomatensud in die Auflaufform füllen und diese in den vorgeheizten Ofen stellen.

8. Die Paprikaschoten 30 Minuten im Ofen garen, dann herausnehmen, mit den Basilikumblättchen anrichten und servieren.

Nährwerte pro Portion:

296 kcal, 10,5 g Fett, 36,5 g Kohlenhydrate, 12,5 g Eiweiß

Gemüse-Waffeln

Für 4 Portionen
Zubereitungszeit:
45 Minuten

Zutaten

Für die Waffeln

- 200 g Mehl, Type 405
- 2 TL Backpulver
- Salz & Pfeffer
- ½ TL Paprikapulver, edelsüß
- 2 Eier, Größe L
- 250 ml Milch, 1,5 % Fett
- 150 g Möhren
- 150 g Kohlrabi
- 2 Frühlingszwiebeln
- 2 EL Petersilie, gehackt
- ca. 1 TL Rapsöl für das Waffeleisen

Für den Dip

- 100 g Joghurt, 1,5 % Fett
- 200 g Magerquark
- Salz & Pfeffer
- 200 g Kirschtomaten

Zubereitung

1. Für die Waffeln Mehl, Backpulver, Salz, Pfeffer und Paprikapulver in einer Schüssel mischen. Die Eier und die Milch dazugeben und unterrühren. Den Teig etwa 20 Minuten ruhen lassen.
2. In der Zwischenzeit die Möhren und den Kohlrabi putzen, schälen und fein raspeln. Die Frühlingszwiebeln putzen, waschen und in sehr feine Ringe schneiden. Nach der Ruhezeit das vorbereitete Gemüse sowie die Petersilie unter den Waffelteig rühren.
3. Den Backofen auf 50 °C Ober-/Unterhitze anheizen.
4. Das Waffeleisen nach Herstellerangabe erhitzen und leicht einölen. Pro Waffel etwa 2 EL Teig hineingeben, verstreichen und die Waffeln goldbraun backen. Herausnehmen, auf ein Kuchengitter legen und im Ofen warm halten, bis alle Waffeln gebacken sind.
5. Unterdessen für den Dip den Joghurt mit dem Quark verrühren und mit Salz und Pfeffer abschmecken. Die Tomaten waschen, trocken tupfen, würfeln und unterheben.
6. Die Waffeln auf Teller oder Brettchen geben, den Dip dazureichen und servieren.

Nährwerte pro Portion:
352 kcal, 7,3 g Fett, 50 g Kohlenhydrate, 20,5 g Eiweiß

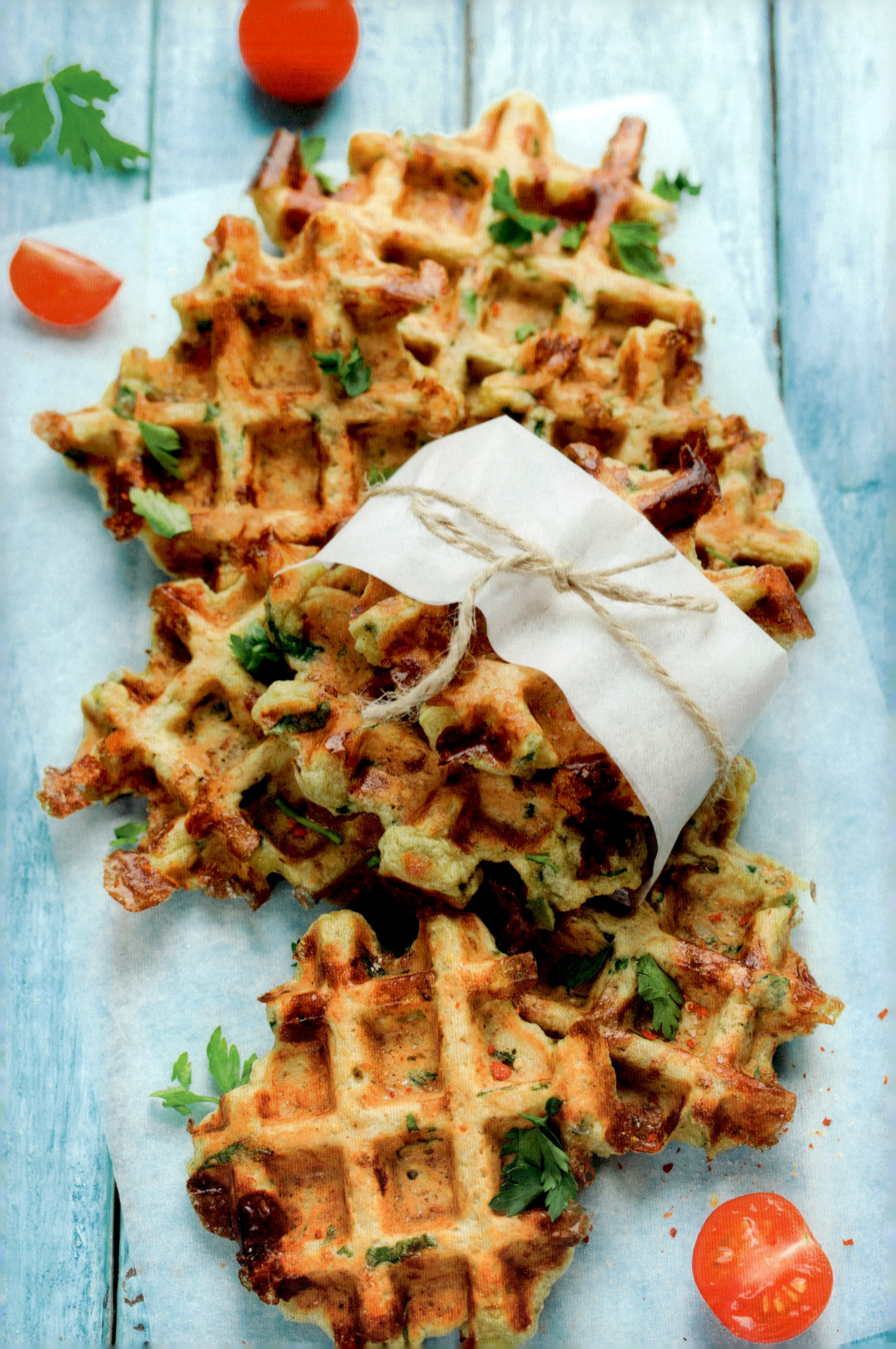

Fisch- und Fleischgerichte

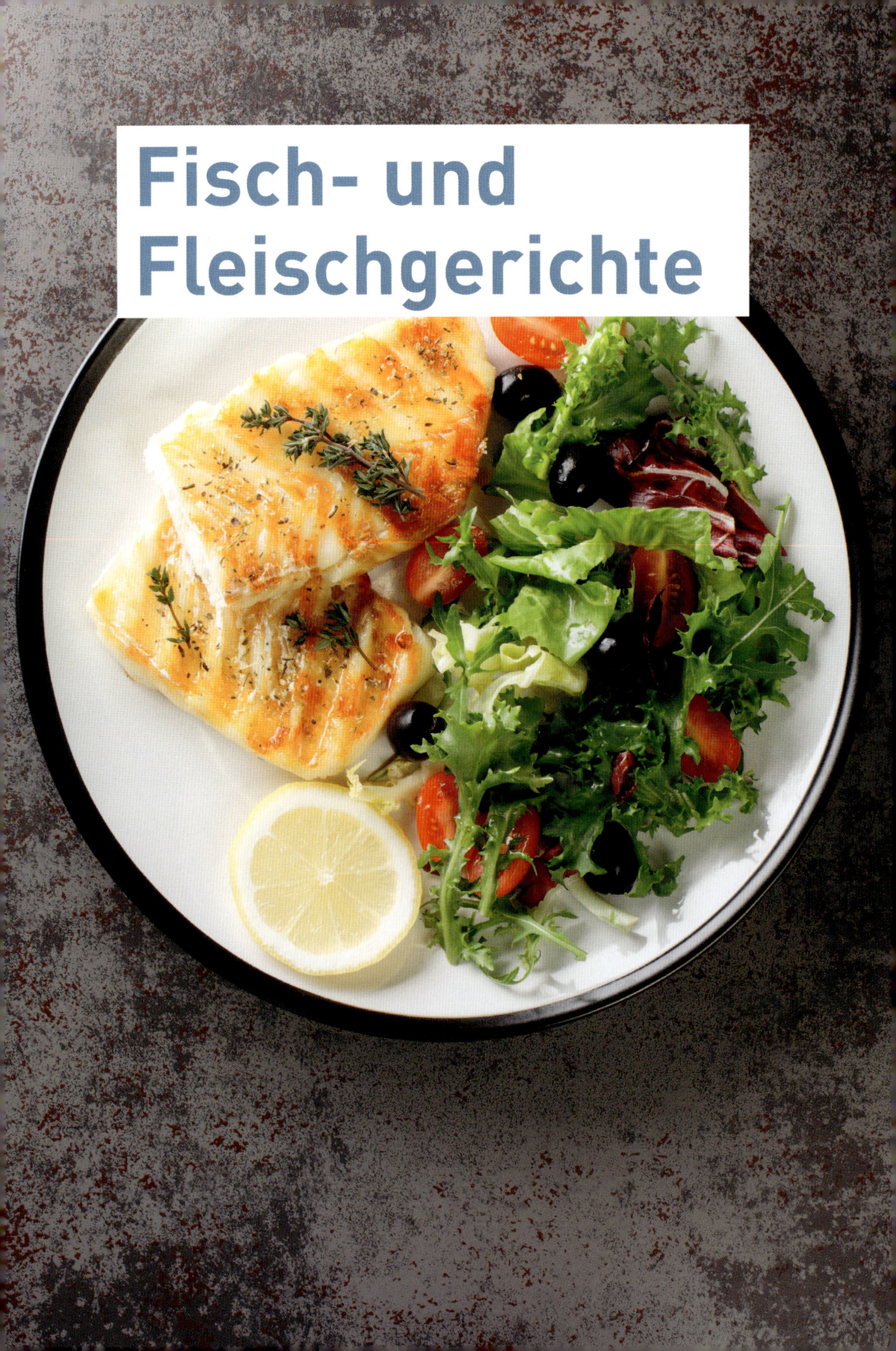

Kabeljau mit buntem Salat

Für 4 Portionen
Zubereitungszeit:
30 Minuten

Zutaten

- 600 g Kabeljaufilet
- Saft von 1 Limette
- Salz & Pfeffer
- 1 EL Rapsöl
- 2 Zweige Thymian
- 200 g bunter Salat
- 2 Frühlingszwiebeln
- 200 g Kirschtomaten
- 50 g schwarze Oliven
- 1 Bio-Zitrone
- 1 EL Aceto balsamico bianco
- 1 TL Honig
- 1 EL Olivenöl

Zubereitung

1. Das Kabeljaufilet waschen, trocken tupfen und in 4 gleichgroße Stücke schneiden. Mit dem Limettensaft beträufeln und mit Salz und Pfeffer würzen.
2. Das Rapsöl in einer beschichteten Pfanne erhitzen und das Kabeljaufilet darin etwa 8 Minuten braten, dabei mehrfach wenden.
3. Den Thymian waschen und trocken tupfen und ca. 2 Minuten mit dem Fisch mitbraten.
4. Unterdessen den Salat putzen, waschen, trocken schleudern und zerpflücken. Die Frühlingszwiebeln putzen, waschen und in feine Ringe schneiden. Die Tomaten waschen und halbieren. Die Oliven halbieren. Die Zitrone heiß abwaschen, trocken reiben, eine Hälfte in Scheiben schneiden und die andere Hälfte auspressen.
5. Salat, Frühlingszwiebeln, Tomaten und Oliven mischen.
6. Aus dem Aceto balsamico, 1 EL Zitronensaft, dem Honig, dem Olivenöl und etwas Salz und Pfeffer ein Dressing anrühren. Das Dressing über den Salat geben und untermischen.
7. Den Fisch und den Thymian aus der Pfanne nehmen und mit dem Salat und Zitronenscheiben anrichten.

Nährwerte pro Portion:

248 kcal, 10,8 g Fett, 8,5 g Kohlenhydrate, 27,8 g Eiweiß

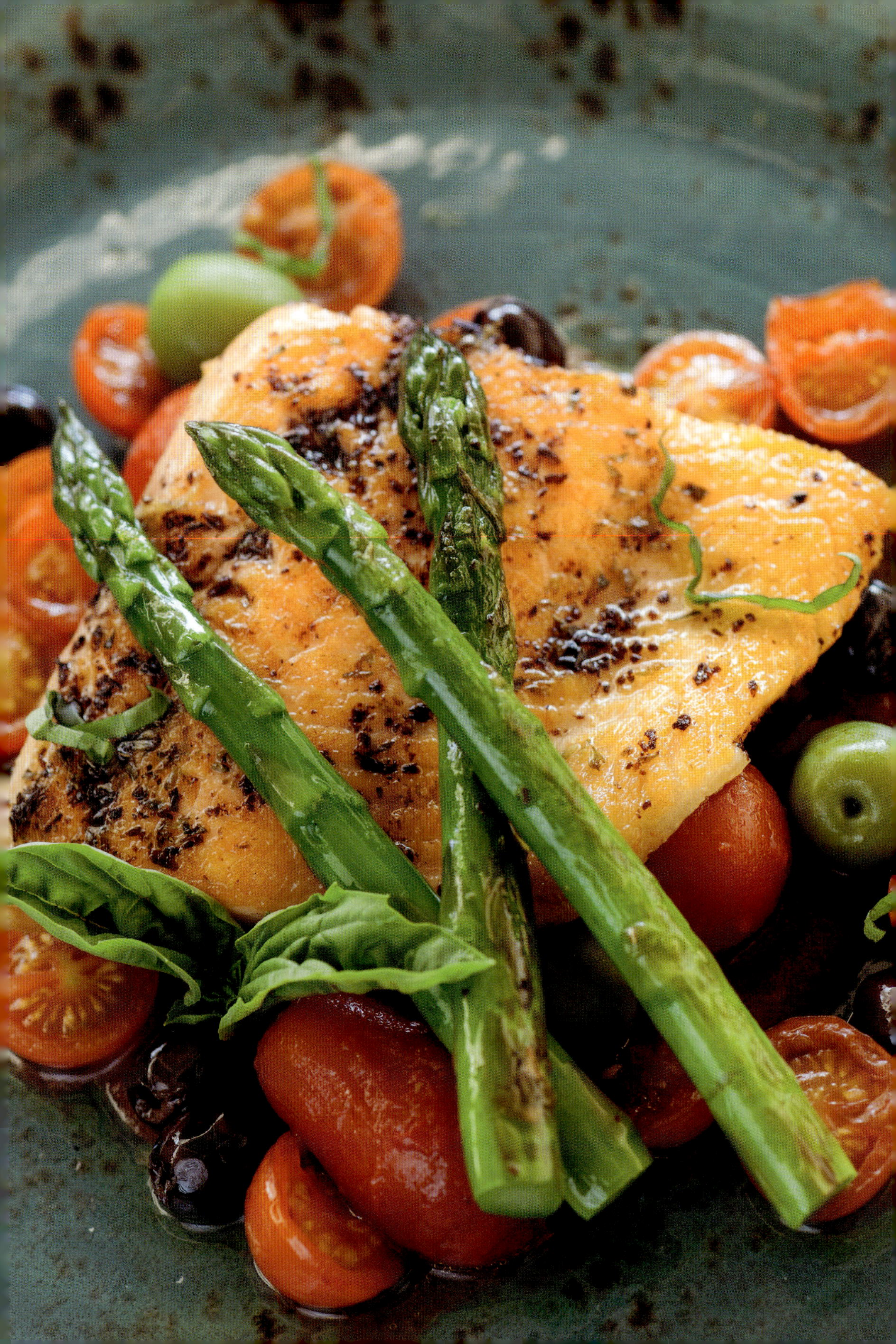

Mediterraner Saibling

Für 4 Portionen
Zubereitungszeit:
35 Minuten

Zutaten

- 4 Saiblingsfilets, à 125 g, ohne Haut
- Salz & Pfeffer
- 1 TL Kräuter der Provence, getrocknet
- 250 g grüner Spargel
- 400 g Kirschtomaten
- 1 EL Olivenöl
- 100 g Oliven, grün und schwarz
- ½ Bund Basilikum

Zubereitung

1. Die Saiblingsfilets waschen und trocken tupfen. Mit Salz, Pfeffer und Kräutern der Provence würzen.
2. Den Spargel waschen und im unteren Drittel schälen. Die Enden abschneiden. Die Tomaten waschen und halbieren.
3. Das Öl in einer großen Pfanne erhitzen. Den Spargel hineingeben und ca. 8 Minuten andünsten. Danach die Tomaten und die Oliven zufügen und mit Salz und Pfeffer würzen. Die Saiblingsfilets darauflegen und zugedeckt etwa 6 Minuten gar ziehen lassen.
4. Währenddessen das Basilikum waschen, trocken tupfen und die Blättchen abzupfen.
5. Die Tomaten und Oliven auf 4 Tellern verteilen, den Fisch und den Spargel daraufgeben, mit dem Basilikum anrichten und servieren.

Nährwerte pro Portion:
213 kcal, 9 g Fett, 5,3 g Kohlenhydrate, 26,8 g Eiweiß

Thunfischsteak mit Bohnengemüse

Für 4 Portionen
Zubereitungszeit:
25 Minuten

Zutaten

- 800 g Bohnen
- 1 Zwiebel
- 1 TL Rapsöl
- 40 g Mandelblättchen
- Salz & Pfeffer
- 4 Thunfischsteaks à 160 g
- 2 TL schwarzer Sesam
- 1 EL Olivenöl

Zubereitung

1. Die Bohnen putzen und halbieren. Die Zwiebel schälen und fein würfeln.
2. Das Öl in einer beschichteten Pfanne erhitzen und darin die Bohnen mit den Zwiebelwürfeln 5–6 Minuten braten, danach die Mandelblättchen zugeben und weitere 4–5 Minuten fertig garen. Mit Salz und Pfeffer würzen.
3. In der Zwischenzeit die Thunfischsteaks waschen, trocken tupfen und mit Salz und Pfeffer würzen, dann die Steaks im Sesam wenden.
4. In einer zweiten Pfanne das Olivenöl erhitzen und die Steaks von einer Seite 1–2 Minuten anbraten. Dann wenden und die andere Seite ebenfalls 1–2 Minuten braten. Nun die Steaks mit einem Pfannenwender anheben und die Seiten kurz anbraten.
5. Zum Servieren die Steaks nochmals mit groben Pfeffer würzen und zusammen mit den Bohnen auf Tellern anrichten.

Nährwerte pro Portion:
414 kcal, 21,3 g Fett, 9,3 g Kohlenhydrate, 46,3 g Eiweiß

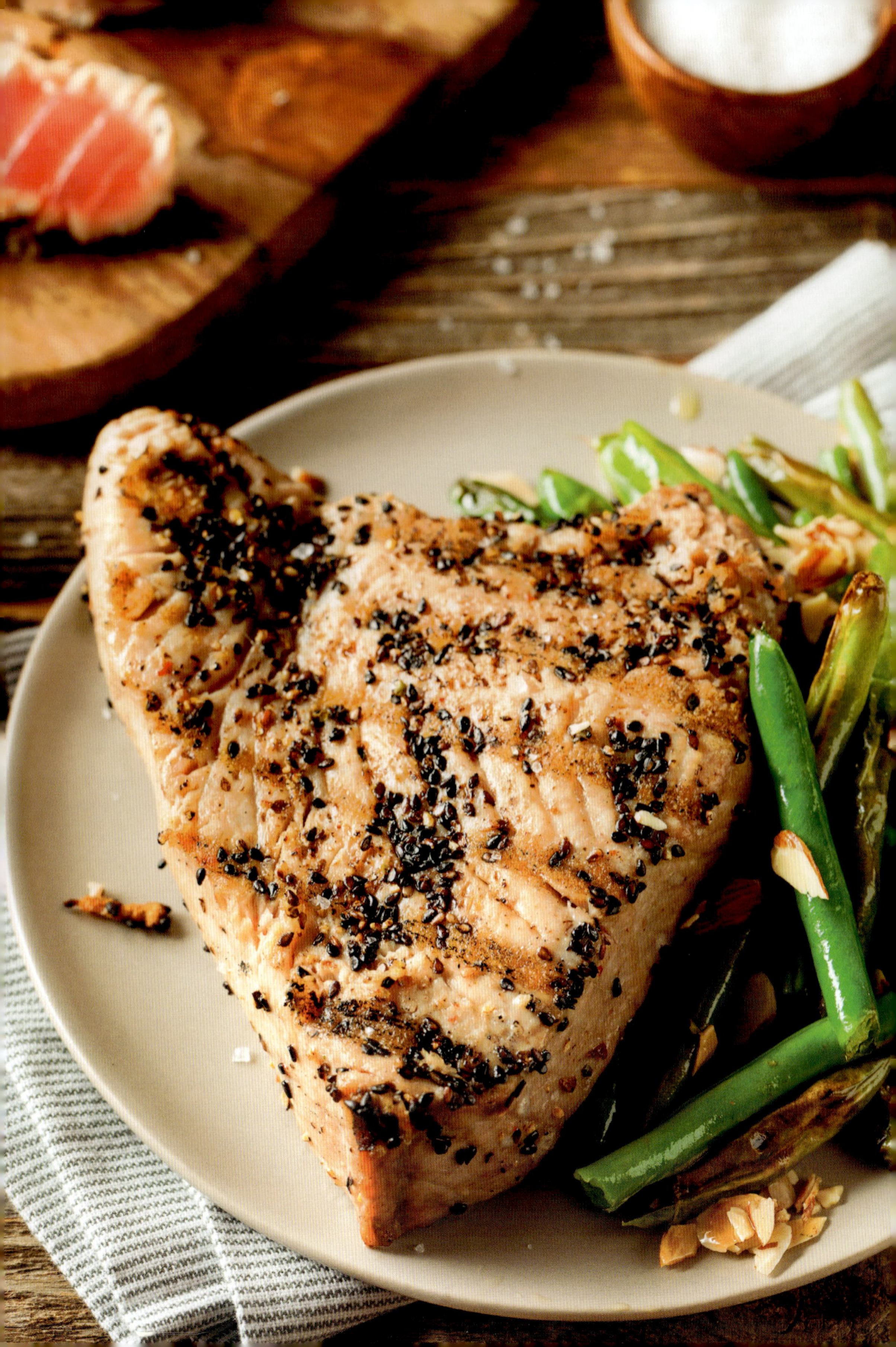

Gemüserösti mit Lachs und pochierten Eiern

Für 4 Portionen
Zubereitungszeit:
45 Minuten

Zutaten

- 200 g Kartoffeln
- 100 g Zucchini
- 100 g Möhren
- 5 Eier, Größe M
- Salz & Pfeffer
- 2 EL Rapsöl
- 2 EL Weißweinessig
- 2 Stiele Dill
- ½ Bund Petersilie
- 250 g Magerquark
- 150 g Joghurt, 1,5 % Fett
- 400 g Räucherlachs, in dünnen Scheiben
- schwarzer Pfeffer, aus der Mühle

Zubereitung

1. Den Backofen auf 50 °C vorheizen.
2. Die Kartoffeln schälen und waschen. Die Zucchini putzen und waschen. Die Möhren putzen und schälen. Das Gemüse grob raspeln und 1 Ei untermischen. Mit Salz und Pfeffer kräftig würzen.
3. Aus der Gemüsemasse im heißen Öl in einer beschichteten Pfanne portionsweise 12 Rösti braten. Diese jeweils auf Küchenkrepp abtropfen lassen und dann auf einem Teller im vorgeheizten Ofen warm halten.
4. Für die pochierten Eier in einem Topf 1 l Wasser mit dem Essig zum Kochen bringen. Die Eier einzeln in einer Kelle aufschlagen und vorsichtig in das Wasser (es darf nicht mehr kochen) gleiten lassen. Die Eier bei geringer Hitze ohne Deckel 3–4 Minuten gar ziehen lassen. Danach die Eier mit einer Schaumkelle aus dem Topf heben und abtropfen lassen.
5. Den Dill und die Petersilie waschen, trocken tupfen und die Spitzen bzw. Blättchen von den Stielen zupfen. Die Hälfte der Petersilie für die Dekoration beiseitelegen. Die restliche Petersilie und den Dill hacken.
6. Für den Dip den Quark mit dem Joghurt sowie etwas Salz und Pfeffer verrühren und die gehackten Kräuter unterrühren.
7. Die Röstis auf 4 Tellern verteilen, darauf den Lachs legen und den Dip

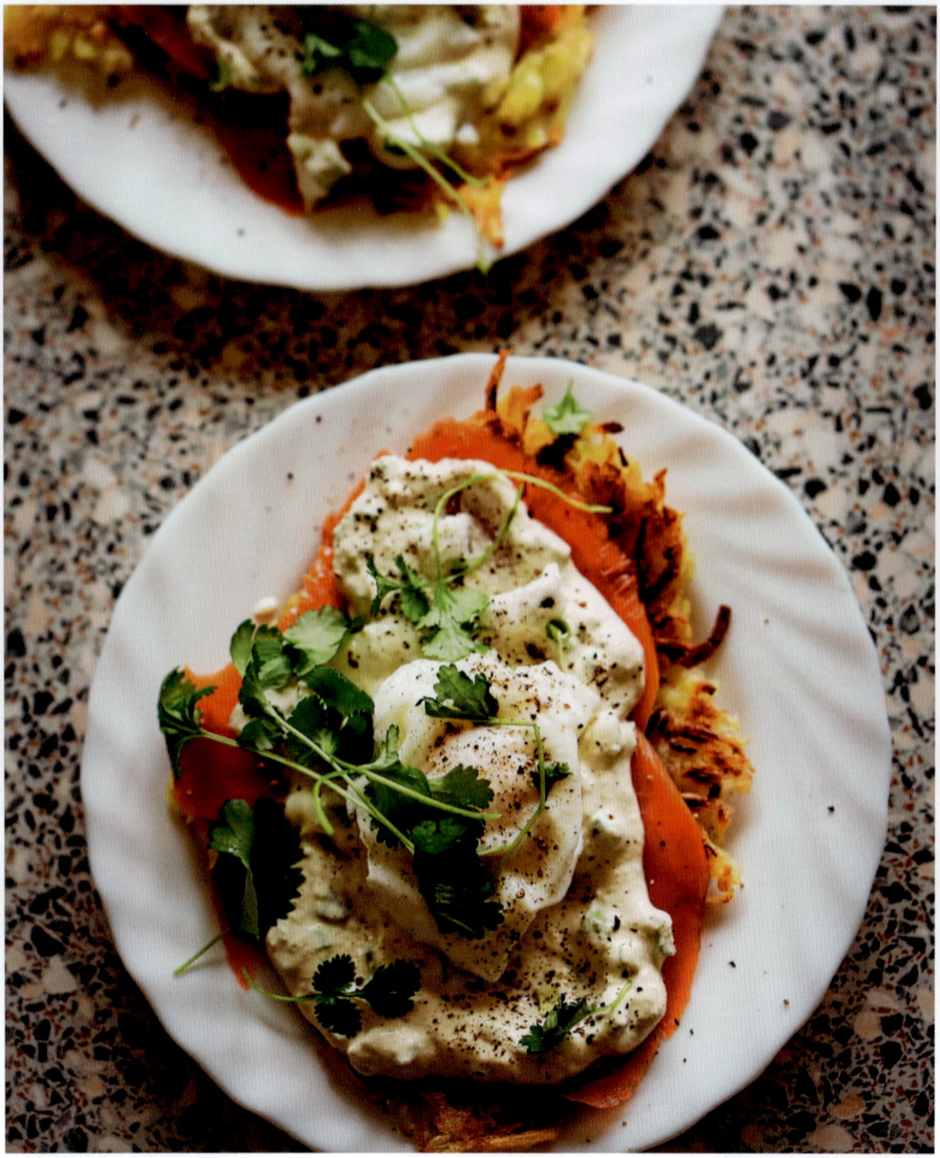

sowie jeweils 1 pochiertes Ei daraufgeben. Etwas schwarzen Pfeffer darübermahlen, mit der Petersilie anrichten und servieren.

Nährwerte pro Portion:
405 kcal, 20,2 g Fett, 15,3 g Kohlenhydrate, 39,8 g Eiweiß

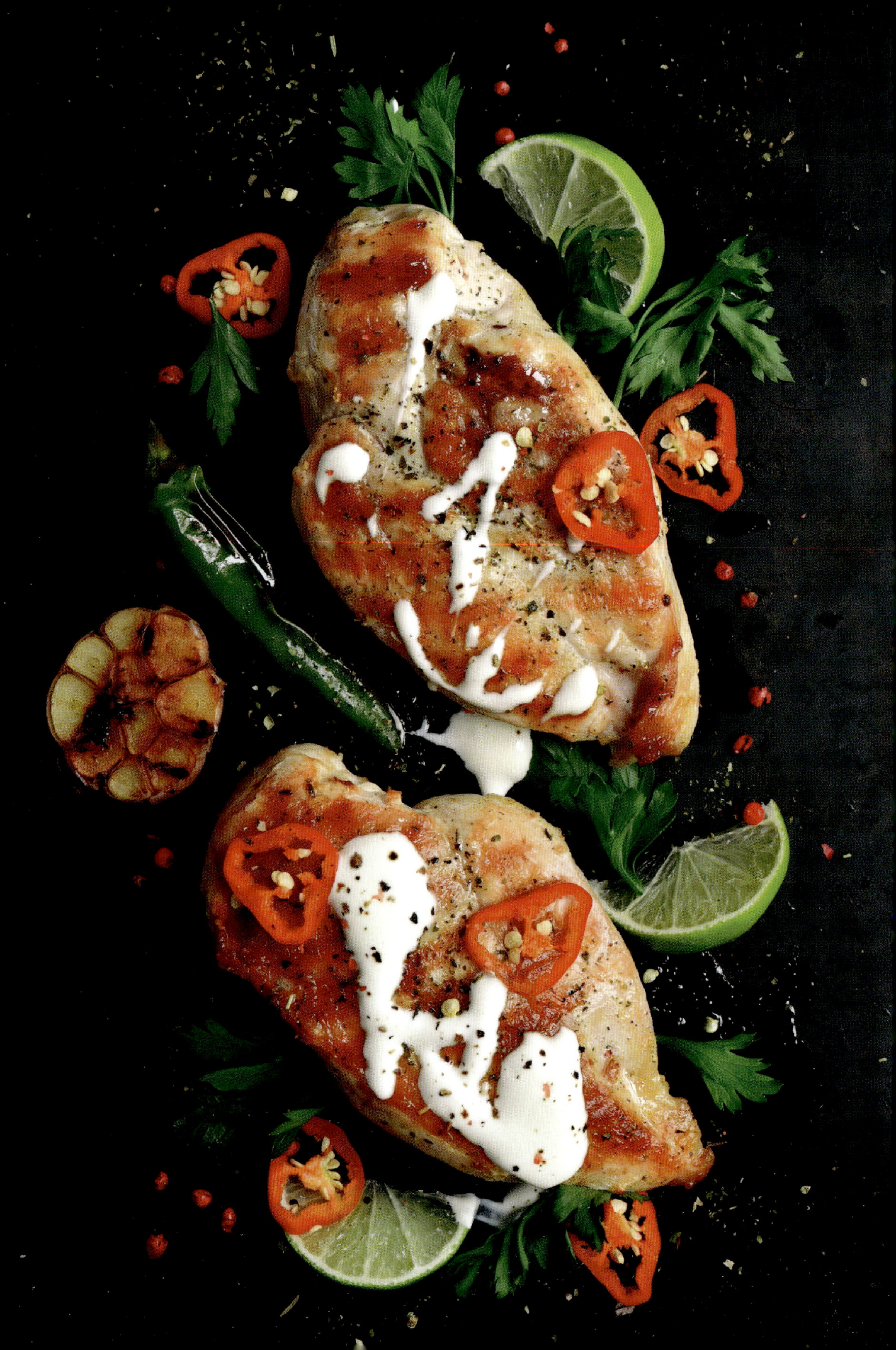

Chili-Hähnchen mit Tomatensalat

Für 4 Portionen
Zubereitungszeit:
40 Minuten

Zutaten

- 4 Hähnchenbrustfilets, à ca. 160 g
- Salz & Pfeffer
- 1 Knoblauchknolle
- 1 rote und 1 grüne Chilischote
- 1 Limette
- 1 EL Rapsöl
- 400 g Kirschtomaten
- 1 rote Zwiebel
- 1 Bund Petersilie
- 2 EL Aceto balsamico
- 1 EL Olivenöl
- 1 TL Honig
- 1 TL grober Senf
- 4 TL Crème légère
- schwarzer Pfeffer, aus der Mühle

Zubereitung

1. Die Hähnchenbrustfilets waschen, trocken tupfen und mit Salz und Pfeffer würzen. Die Knoblauchknolle schälen und in Scheiben schneiden. Die Chilischoten putzen, waschen und die rote Schote in Ringe schneiden. Die Limette heiß abwaschen, trocken reiben und in Scheiben schneiden.
2. Das Öl in einer beschichteten Pfanne erhitzen. Die Hähnchenbrustfilets darin etwa 10 Minuten braten, dabei mehrfach wenden. Gegen Ende der Bratzeit Knoblauch, grüne Chilischote und rote Chiliringe kurz mitbraten.
3. Unterdessen die Tomaten waschen, trocken tupfen und würfeln. Die Zwiebel schälen und in feine Ringe schneiden. Die Petersilie waschen, trocken tupfen und die Blättchen abzupfen. Die Tomaten, Zwiebeln und die Hälfte der Petersilie in eine Schüssel geben.
4. Aceto balsamico, Olivenöl, Honig, Senf, etwas Salz und Pfeffer miteinander verrühren, in die Schüssel geben und den Salat damit mischen.
5. Die Limettenscheiben und die zurückbehaltene Petersilie auf 4 Teller geben. Darauf jeweils ein Hähnchenbrustfilet legen und die Knoblauch- und Chilischeiben darauf anrichten. Jeweils mit etwas Crème légère beträufeln und schwarzen Pfeffer darübermahlen.
6. Den Tomatensalat dazureichen.

Nährwerte pro Portion:
303 kcal, 10,5 g Fett, 14,8 g Kohlenhydrate, 38 g Eiweiß

Hähnchen-Gemüse-Pfanne

Für 4 Portionen
Zubereitungszeit:
30 Minuten

Zutaten

- 400 g Brokkoli
- 200 g Champignons
- 1 rote Zwiebel
- 4 Stiele Petersilie
- 4 TL Rapsöl
- 1 EL Sojasoße, hell
- 1 TL Sesamöl
- Salz & Pfeffer
- 600 g Hähnchenbrustfilet

Zubereitung

1. Den Brokkoli vom Strunk befreien und in feine Röschen schneiden. Die Champignons putzen und vierteln. Die Zwiebel schälen, vierteln und in feine Streifen schneiden. Die Petersilie waschen, trocken schütteln und hacken.
2. 2 TL Öl in einer Pfanne erhitzen und die Brokkoliröschen darin ca. 6–8 Minuten von allen Seiten anbraten. Mit Sojasoße, Sesamöl, Salz und Pfeffer würzen. Anschließend die Champignons und Zwiebeln dazugeben und das Gemüse weitere 4–5 Minuten fertig braten. Noch einmal mit Salz und Pfeffer nachwürzen.
3. In der Zwischenzeit die Hähnchenbrustfilets waschen, trocken tupfen und in mundgerechte Stücke schneiden. Mit Salz und Pfeffer würzen.
4. In einer weiteren Pfanne 2 TL Öl erhitzen. Die Hähnchenstücke darin ca. 4–5 Minuten von allen Seiten goldbraun anbraten.
5. Die Hähnchenstücke zu dem Gemüse geben und untermischen, auf Tellern anrichten, die Petersilie darüberstreuen und servieren.

Nährwerte pro Portion:
286 kcal, 12 g Fett, 7,5 g Kohlenhydrate, 38,5 g Eiweiß

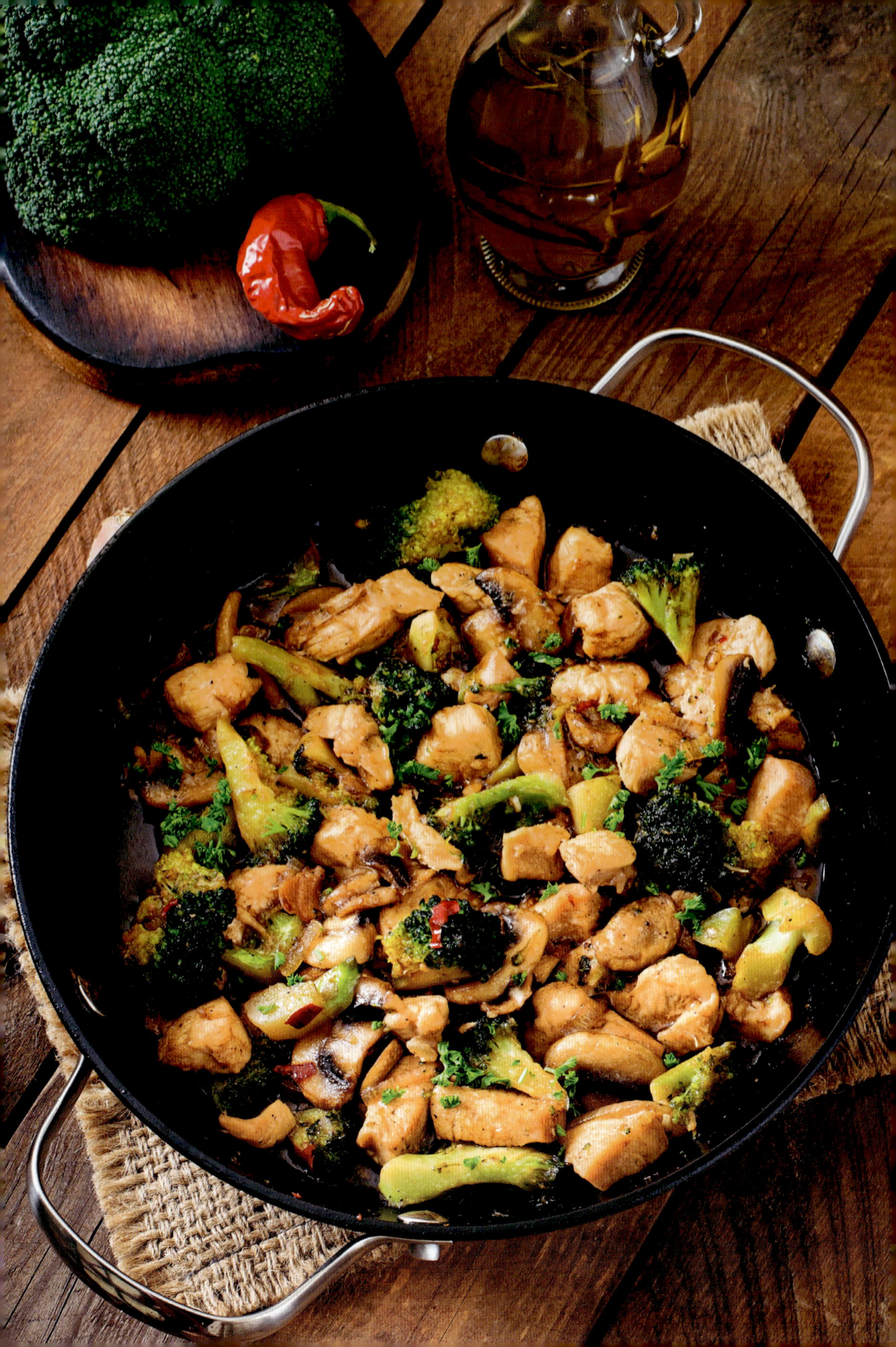

Zucchini-Geflügelpuffer

Für 4 Portionen
Zubereitungszeit:
50 Minuten

Zutaten

- 600 g Zucchini
- 2 Stangen Lauch
- ½ rote Chilischote
- 200 g Hähnchenbrustfilet
- 500 g Brokkoli
- 1 rote Zwiebel
- 2 Eier, Größe M
- 50 g Parmesan, gerieben
- 1 Knoblauchzehe
- 1 TL Salz
- Pfeffer
- 4 TL Rapsöl
- 300 g Joghurt, 1,5 % Fett
- 2 EL Petersilie, gehackt
- 1 Msp. Cayennepfeffer

Zubereitung

1. Die Zucchini putzen, waschen, fein reiben und kräftig ausdrücken. Den Lauch putzen, waschen und in sehr feine Ringe schneiden. Die Chilischote putzen, waschen, entkernen und hacken. Das Hähnchenbrustfilet waschen, trocken tupfen und durch den Fleischwolf drehen, im Multizerkleinerer hacken oder in sehr feine Würfel schneiden. Den Brokkoli putzen, waschen und in Röschen teilen. Die Zwiebel schälen und in feine Ringe schneiden.
2. Zucchini, Lauch, die Hälfte der Chilischote, das Hähnchenfleisch, die Eier und den Parmesan in eine Schüssel geben. Die Knoblauchzehe schälen und dazudrücken. Alle Zutaten gut vermischen. Die Zucchini-Geflügelmasse mit Salz und Pfeffer abschmecken.
3. Aus der Zucchinimasse 8 Taler formen und 3 TL Öl in einer beschichteten Pfanne erhitzen. Darin die Taler etwa 10 Minuten braten, dabei mehrfach wenden.
4. 1 TL Öl in einer weiteren Pfanne erhitzen und die Zwiebel darin andünsten. Den Brokkoli dazugeben und zugedeckt etwa 8 Minuten dünsten.
5. Den Joghurt, die Petersilie, die restliche Chilischote, etwas Salz und Cayennepfeffer miteinander verrühren.

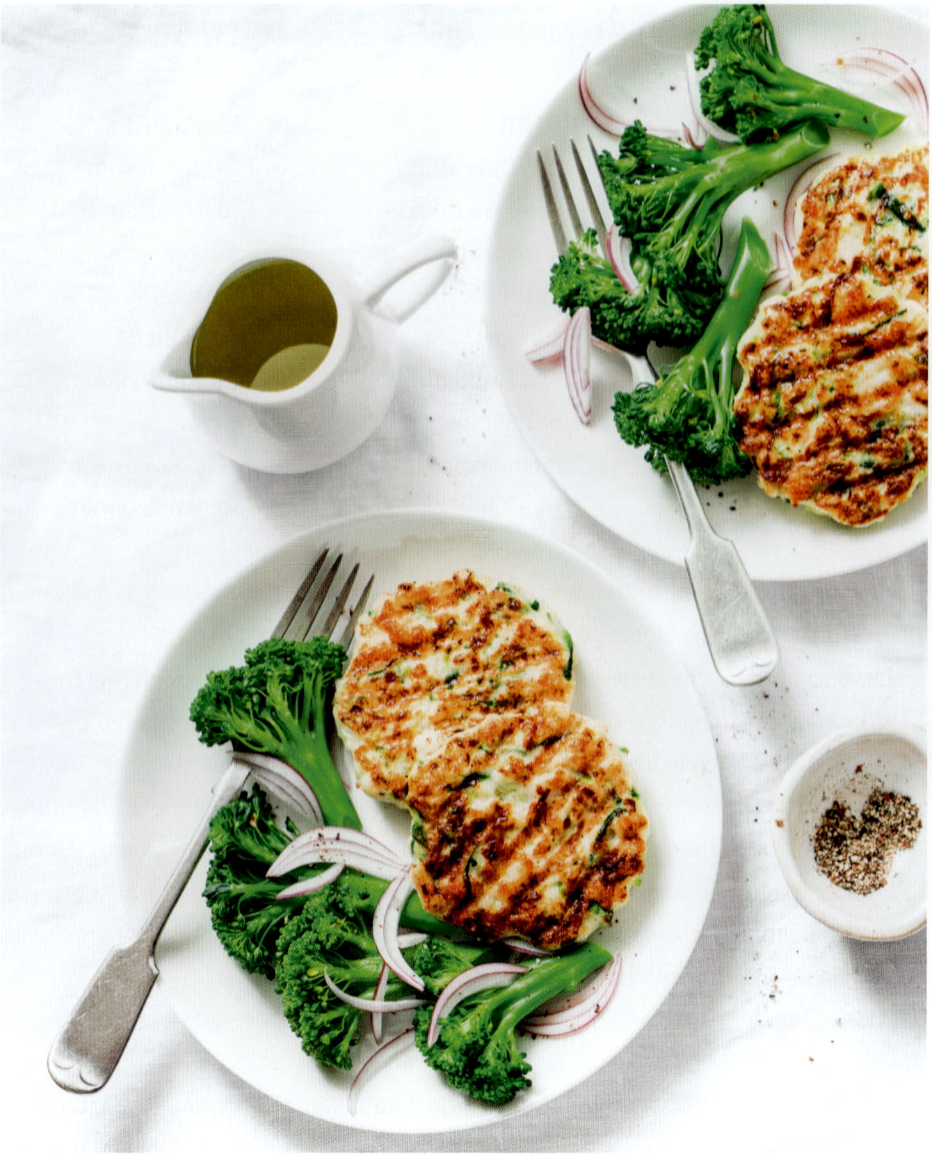

6. Die Zucchini-Geflügelpuffer mit dem Brokkoli-Gemüse anrichten und den Joghurtdip dazureichen.

Nährwerte pro Portion:

332 kcal, 16,8 g Fett, 15 g Kohlenhydrate, 29,8 g Eiweiß

Putenschnitzel mit Gemüse-Quinoa

Für 4 Portionen
Zubereitungszeit:
35 Minuten

Zutaten

- 150 g Quinoa
- 400 ml Gemüsebrühe
- 2 rote Paprikaschoten
- 1 Zucchini
- 1 Zwiebel
- 2 Knoblauchzehen
- 1 Stück Ingwer, haselnussgroß
- 1 rote Chilischote
- 1 EL Rapsöl
- je 1 TL Kurkuma und Kreuzkümmel, gemahlen
- 1 Lorbeerblatt
- Salz & Pfeffer
- 4 Putenschnitzel, à ca. 125 g
- 2 Zweige Thymian
- Saft von ½ Limette

Zubereitung

1. Quinoa waschen, abtropfen lassen und in 300 ml Gemüsebrühe ca. 15 Minuten köcheln lassen.
2. Währenddessen die Paprikaschoten putzen, waschen und würfeln. Die Zucchini putzen, waschen und würfeln. Zwiebel, Knoblauch und Ingwer schälen und fein würfeln. Die Chilischote putzen, waschen, entkernen und hacken.
3. Das Öl in einer Pfanne erhitzen und darin Zwiebel, Knoblauch, Ingwer und Chili andünsten. Die Paprika und Zucchini dazugeben und ca. 4 Minuten andünsten. Dann 100 ml Gemüsebrühe, Kurkuma, Kreuzkümmel, Lorbeerblatt, Salz und Pfeffer hinzufügen und etwa 10 Minuten garen. Danach das Lorbeerblatt entfernen.
4. Unterdessen die Putenschnitzel waschen, trocken tupfen und mit Salz und Pfeffer würzen. Das Fleisch in einer heißen Grillpfanne etwa 8 Minuten braten, dabei einmal wenden. Den Thymian waschen, trocken tupfen und während der letzten 3 Minuten mitbraten.
5. Die Quinoa über einem Sieb abgießen und unter das Gemüse mischen. Dies mit dem Limettensaft sowie Salz und Pfeffer abschmecken.
6. Die Gemüse-Quinoa auf 4 Tellern verteilen, mit den gegrillten Putenschnitzeln und dem Thymian anrichten und servieren.

Nährwerte pro Portion:
379 kcal, 8,8 g Fett, 35 g Kohlenhydrate, 38,3 g Eiweiß

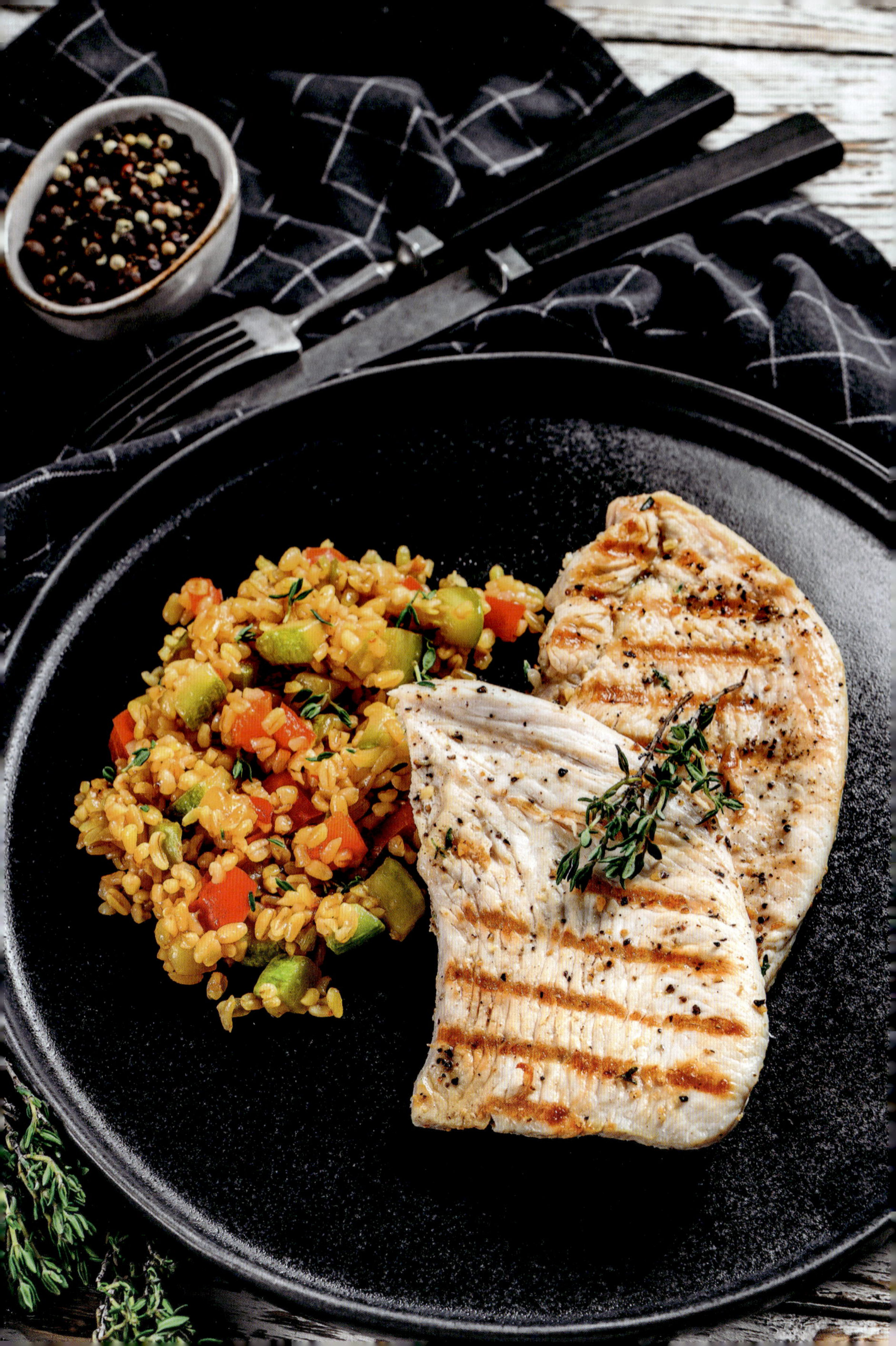

Gebäck und Desserts

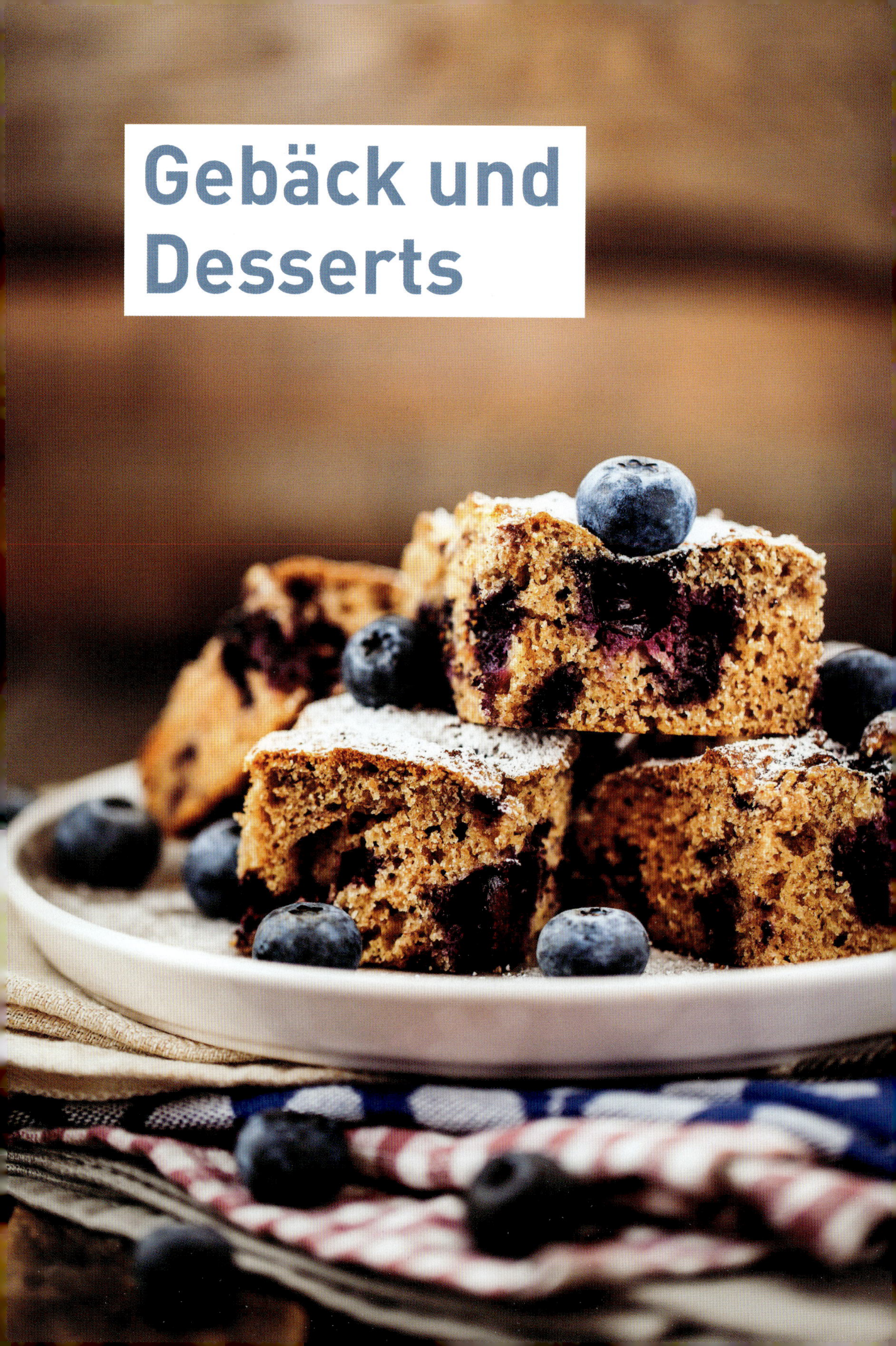

Blaubeer-Schnitten

Für 12 Stücke
Zubereitungszeit:
20 Minuten
Backzeit:
40–45 Minuten

Zutaten

- 60 g Butter, weich
- 120 g brauner Erythrit
- 2 Eier, Größe L
- 200 g Magerquark
- 1 EL Vanille-Extrakt
- 150 g Vollkornmehl
- 100 g Speisestärke
- 2 TL Backpulver
- 1 Prise Salz
- 250 g Blaubeeren
- 1 TL Erythrit-Puderzucker

Zubereitung

1. Den Backofen auf 200 °C Ober-/Unterhitze vorheizen und eine quadratische Backform (ca. 24 x 24 cm) mit Backpapier auslegen.
2. Die Butter und den braunen Erythrit schaumig rühren. Eier, Quark und Vanille-Extrakt unterrühren. Mehl, Speisestärke, Backpulver und Salz mischen und unter die Eier-Quarkmasse rühren.
3. Die Blaubeeren verlesen, waschen und trocken tupfen. Die Beeren vorsichtig unter den Teig heben. Den Teig in die Backform füllen und glatt streichen.
4. Im Ofen 40–45 Minuten backen, dann Stäbchenprobe machen und ggf. weitere 5 Minuten backen.
5. Den Kuchen herausnehmen, auf ein Kuchengitter geben und abkühlen lassen. Erst danach aus der Form lösen.
6. Kurz vor dem Servieren in 12 Stücke schneiden und mit dem Erythrit-Puderzucker bestäuben.

Nährwerte pro Stück:
148 kcal, 6 g Fett, 18 g Kohlenhydrate, 5,3 g Eiweiß

Pflaumen-Quarkauflauf

Für 4 Portionen
Zubereitungszeit:
40 Minuten

Zutaten

- ½ TL Rapsöl
- 600 g Pflaumen, frisch
- 2 Eier + 2 Eiweiß, Größe M
- Mark von ½ Vanilleschote
- 40 g + 1 TL Erythrit-Puderzucker
- 1 Prise Salz
- 100 ml Milch, 1,5 % Fett
- 400 g Magerquark
- 2 EL Vanillepuddingpulver

Zubereitung

1. Den Backofen auf 160 °C Umluft vorheizen und eine Auflaufform mit dem Öl einpinseln, alternativ 4 kleine Auflaufformen einfetten.
2. Die Pflaumen waschen, trocken tupfen, entkernen und halbieren.
3. Die Eier schaumig rühren, dabei das Vanillemark und 40 g Erythrit-Puderzucker einrühren. Das Eiweiß mit dem Salz separat steif schlagen.
4. Die Milch, den Quark und das Vanillepuddingpulver unter die Eiermischung rühren und gut miteinander vermischen. Zum Schluss den Eischnee vorsichtig unterheben.
5. Die Masse in die Auflaufform oder die Förmchen geben, die Pflaumen darauf legen, die Auflaufform in den Ofen stellen und 20–25 Minuten backen.
6. Dann etwas abkühlen lassen, mit 1 TL Erythrit-Puderzucker bestäuben und lauwarm genießen.

Nährwerte pro Portion:
235 kcal, 4,8 g Fett, 25,8 g Kohlenhydrate, 20,5 g Eiweiß

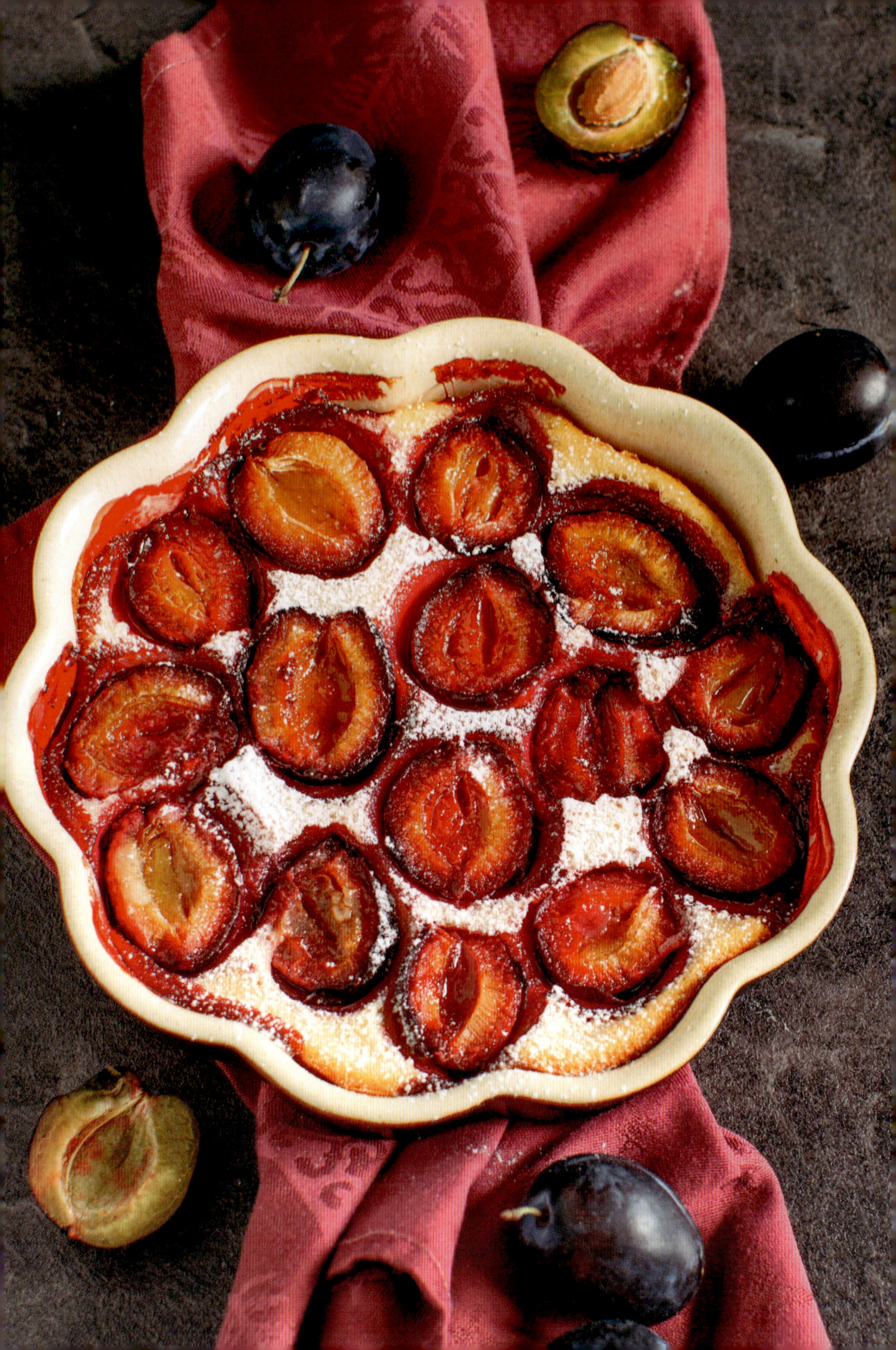

Himbeer-Käsekuchen

Für 8 Stücke
Zubereitungszeit:
45 Minuten + Kühlzeit

Zutaten

Für den Boden

- 100 g Mandeln, gemahlen
- 50 g Haselnüsse, gemahlen
- 60 g Butter, weich
- 50 g Erythrit-Puderzucker
- 1 Spritzer Zitronensaft

Für den Belag

- 6 Blatt Gelatine
- 300 g Himbeeren
- 200 ml Himbeersaft
- 250 g Magerquark
- 150 g Frischkäse, 0,2 % Fett
- 150 g Joghurt, 1,5 % Fett
- 100 g Erythrit
- einige Blättchen Zitronenmelisse

Zubereitung

1. Für den Boden die Mandeln und die Nüsse mischen. Butter, Erythrit-Puderzucker und Zitronensaft glatt rühren, zu der Mandel-Nuss-Mischung geben und unterkneten. Den Teig zu einer Rolle formen und etwa 30 Minuten kalt stellen.
2. Den Backofen auf 200 °C Ober-/Unterhitze vorheizen. Den Boden einer Springform (24 cm ø) mit Backpapier auslegen. Den Teig in Größe des Springformbodens ausrollen und in die Form geben, dann auf der mittleren Schiene des Ofens 15 Minuten backen. Herausnehmen und auskühlen lassen.
3. 5 Blätter und 1 Blatt Gelatine nach Packungsanweisung getrennt in kaltem Wasser einweichen.
4. Die Himbeeren verlesen und waschen. 200 g Himbeeren mit dem Saft in einer Schüssel pürieren. 2 EL des Himbeerpürees abnehmen und beiseitestellen.
5. 1 Blatt Gelatine ausdrücken, bei schwacher Hitze in einem kleinen Topf auflösen und vom Herd ziehen. 1 EL des Himbeerpürees unter die Gelatine rühren, dann diese Masse in das übrige Püree rühren. Das angedickte Himbeerpüree auf den Kuchenboden geben und glatt streichen.

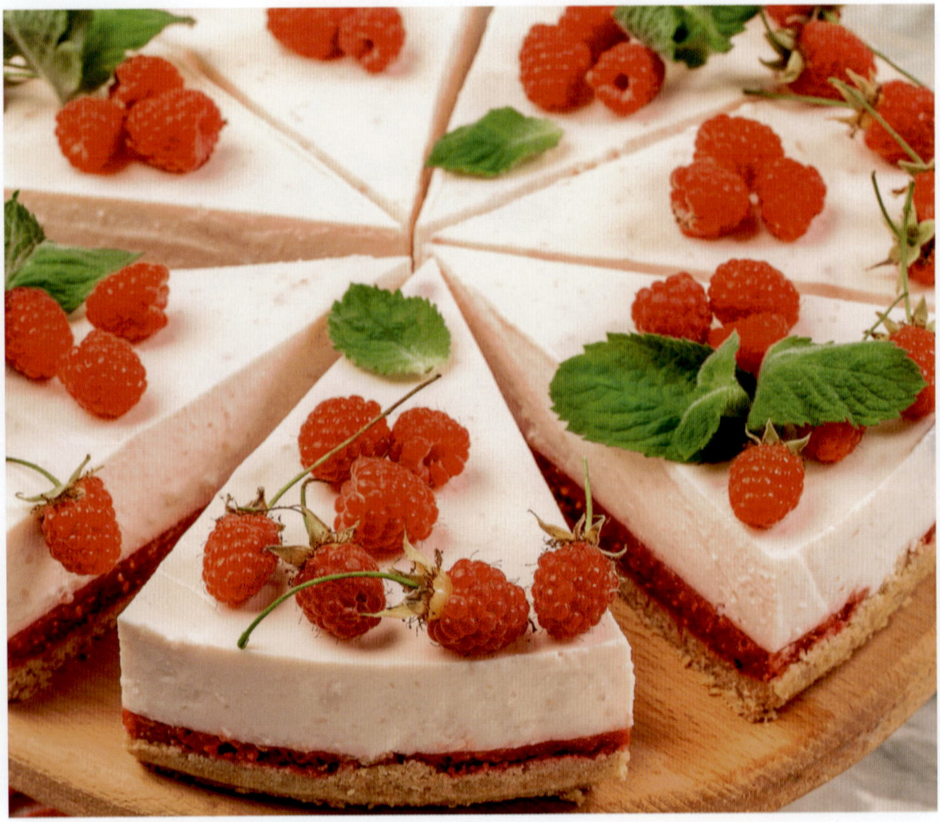

6. Quark, Frischkäse, Joghurt und Erythrit miteinander verrühren. Die zurückbehaltenen 2 EL des Himbeerpürees unterrühren. 5 Blätter Gelatine ausdrücken, bei schwacher Hitze in einem kleinen Topf auflösen und vom Herd ziehen. 3 EL der Quarkmasse unter die Gelatine rühren. Dann diese Masse unter die restliche Quarkmasse rühren. Die Quarkmasse auf das Himbeerpüree geben und glatt streichen.
7. Den Kuchen etwa 2 Stunden in den Kühlschrank stellen und fest werden lassen.
8. Zum Servieren die restlichen Himbeeren auf dem Kuchen verteilen. Die Zitronenmelisse waschen, trocken tupfen und den Kuchen damit garnieren.

Nährwerte pro Stück:

237 kcal, 17,3 g Fett, 7 g Kohlenhydrate, 12,3 g Eiweiß

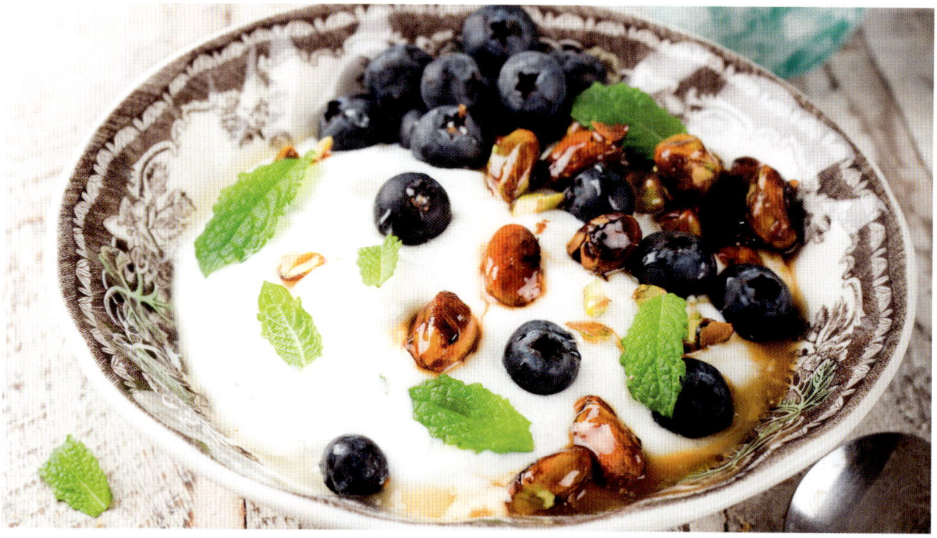

Joghurt mit Blaubeeren

Für 4 Portionen
Zubereitungszeit:
15 Minuten

Zutaten

- 250 g Blaubeeren
- einige Minzeblättchen
- 50 g Pistazien
- 1 EL Ahornsirup
- 1000 g griechischer Joghurt, 2 % Fett
- 1 EL Erythrit

Zubereitung

1. Die Blaubeeren verlesen und waschen. Die Minzeblättchen waschen und trocken tupfen.
2. Die Pistazien in einer beschichteten Pfanne anrösten, bis sie duften. Dann den Ahornsirup daraufgeben, verrühren und vom Herd nehmen.
3. Den Joghurt mit dem Erythrit glatt rühren.
4. Den Joghurt auf 4 Schüsseln verteilen, die Blaubeeren, die Minze und die Pistazien darauf verteilen und servieren.

Nährwerte pro Portion:
254 kcal, 11,8 g Fett, 18,5 g Kohlenhydrate, 17,5 g Eiweiß

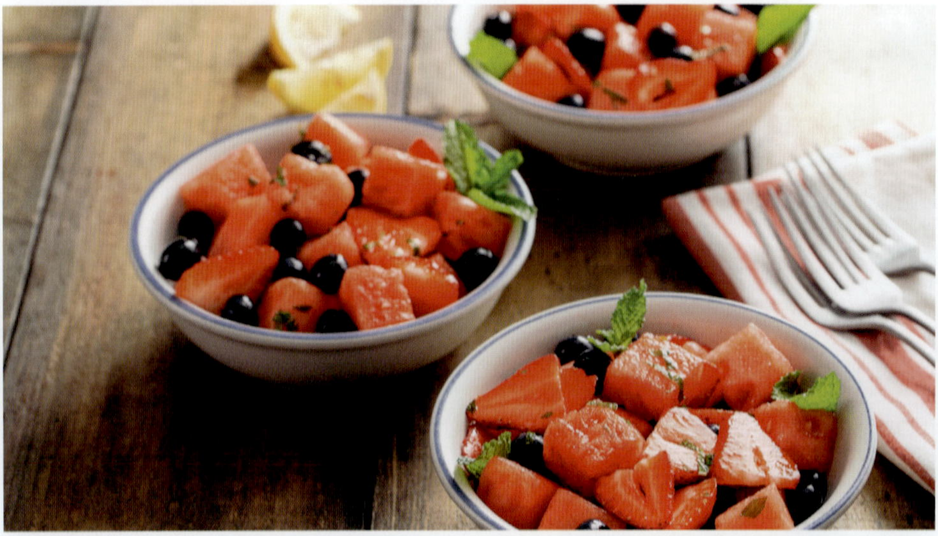

Sommer-Fruchtsalat

Für 4 Portionen
Zubereitungszeit:
20 Minuten

Zutaten

- 400 g Erdbeeren
- 200 g Blaubeeren
- 400 g Wassermelone
- 4 Stiele Minze
- 1 Zitrone
- 2 TL Honig

Zubereitung

1. Die Erdbeeren waschen, putzen und je nach Größe halbieren oder vierteln. Die Blaubeeren verlesen und waschen. Die Wassermelone schälen und in mundgerechte Würfel schneiden.
2. Die Minze waschen und trocken schütteln und die Blättchen von den Stielen zupfen. Die schönsten Blätter beiseitelegen, die restliche Minze in feine Streifen schneiden.
3. Die Zitrone halbieren und auspressen und den Zitronensaft mit dem Honig verrühren.
4. Das Obst mit der klein geschnittenen Minze in eine große Schüssel geben, Zitronen-Honig-Mischung darübergießen und vorsichtig miteinander vermischen.
5. Den Fruchtsalat auf 4 Schalen verteilen, mit den Minzeblättchen garnieren und servieren.

Nährwerte pro Portion:
117 kcal, 1 g Fett, 23,3 g Kohlenhydrate, 1,8 g Eiweiß

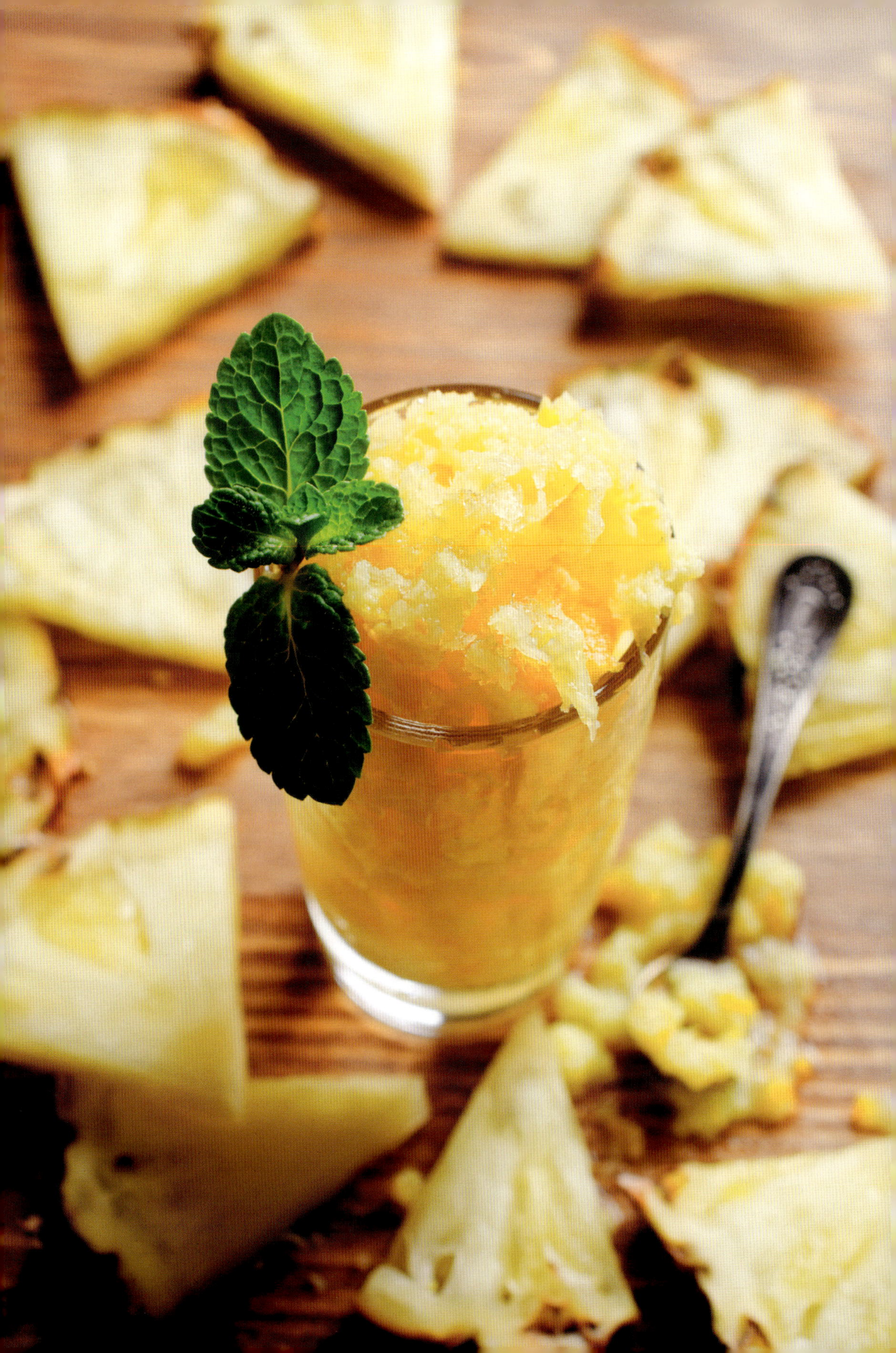

Ananas-Sorbet

Für 4 Portionen
Zubereitungszeit:
20 Minuten
Gefrierzeit:
4–5 Stunden

Zutaten

- 6 Bio-Zitronen
- 1 TL Ahornsirup
- 1 Ananas
- ½ Bund Zitronenmelisse

Zubereitung

1. Die Zitronen halbieren, auspressen und den Saft in einem Topf mit dem Ahornsirup aufkochen. Dann abkühlen lassen.
2. In der Zwischenzeit von der Ananas die Blattkrone und den Stielansatz abschneiden. Die Frucht vierteln, den harten Strunk entfernen und das Fruchtfleisch von der Schale abschneiden. Das Fruchtfleisch fein würfeln.
3. Die Zitronenmelisse waschen, trocken tupfen und die Blättchen abzupfen. Ein paar Blättchen zur Dekoration beiseitelegen. Die Ananas und die restliche Melisse mit einem Stabmixer in einer Metallschüssel fein pürieren. Den Zitronensaft unterrühren.
4. Das Püree in einer verschlossenen Schüssel im Gefrierschrank 4–5 Stunden gefrieren lassen, dabei alle 30 Minuten durchrühren.
5. Vor dem Servieren noch einmal gut durchrühren, Eisportionen abstechen, auf 4 Schalen verteilen und mit der zurückbehaltenen Zitronenmelisse garnieren.

Nährwerte pro Portion:
204 kcal, 0,8 g Fett, 43,8 g Kohlenhydrate, 1,5 g Eiweiß

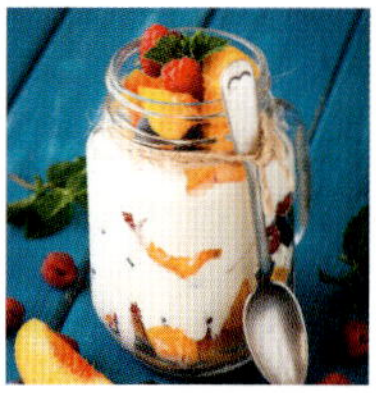

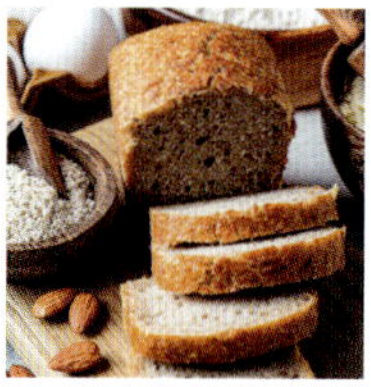

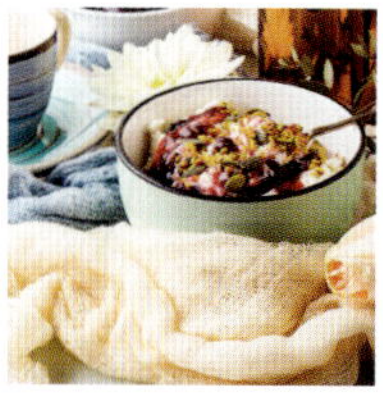

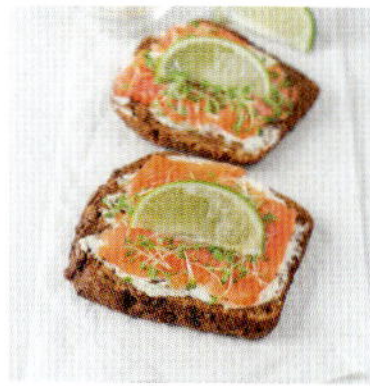

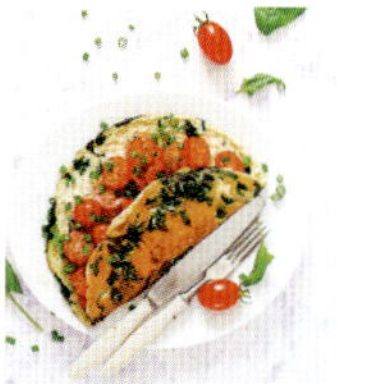

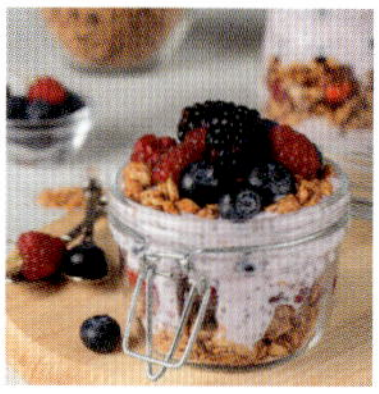

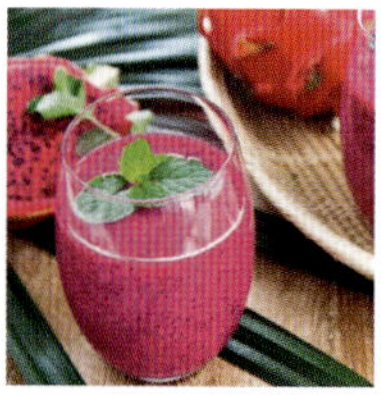

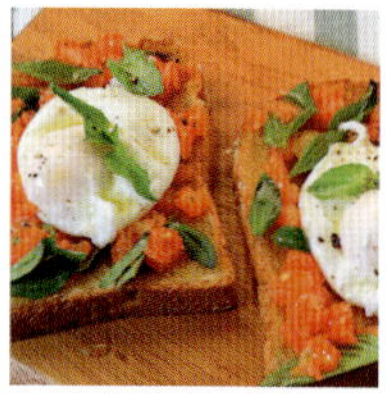

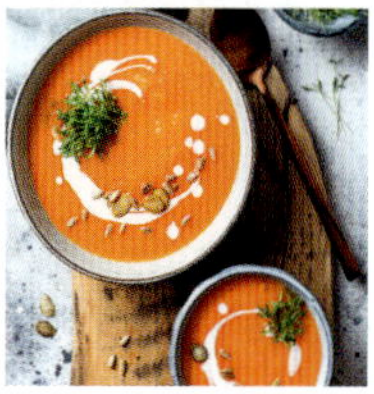

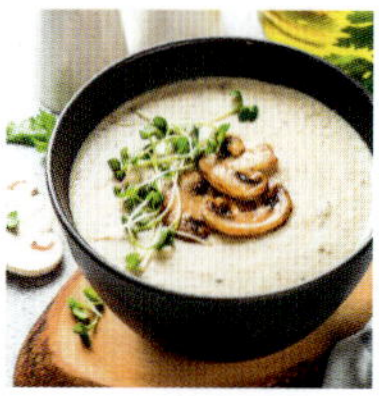

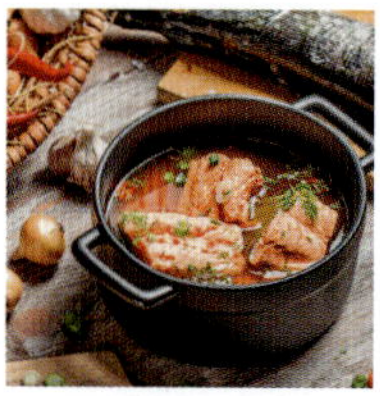

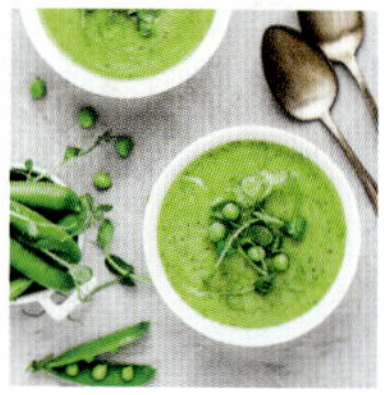

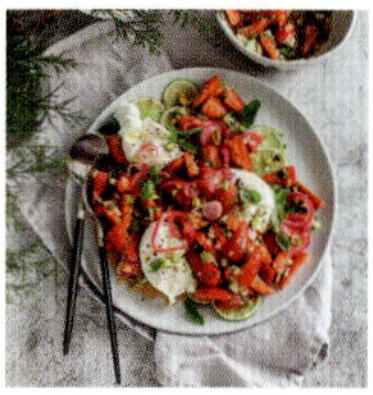

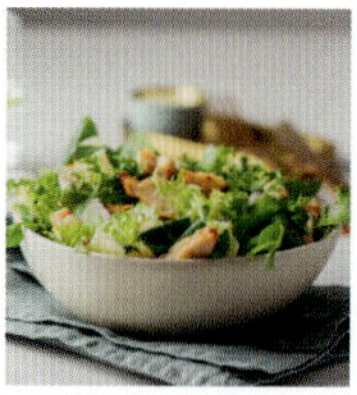

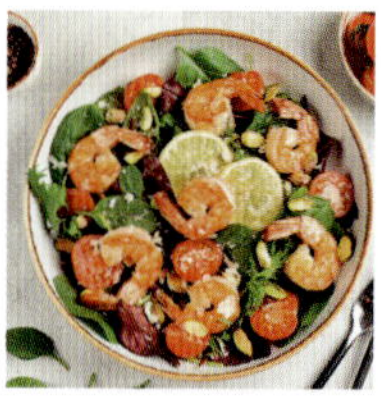

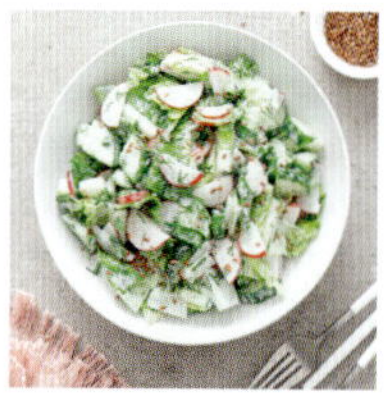

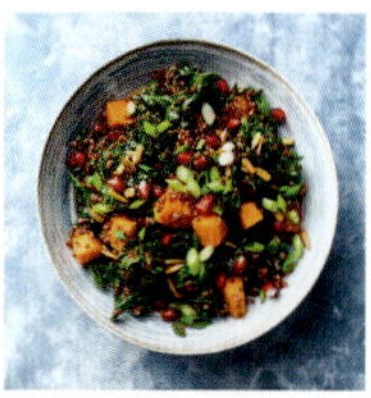

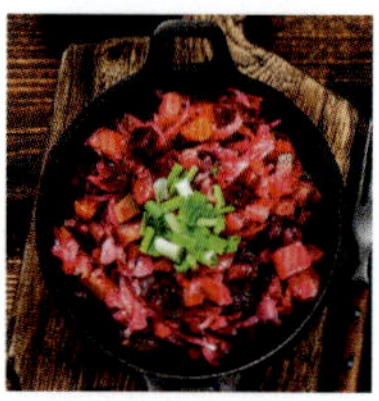

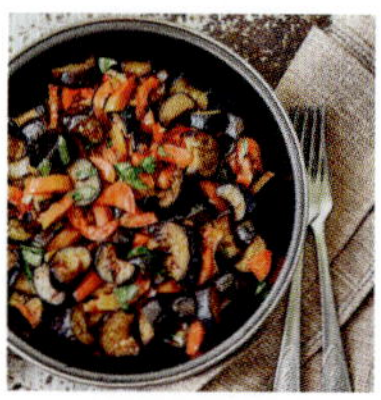

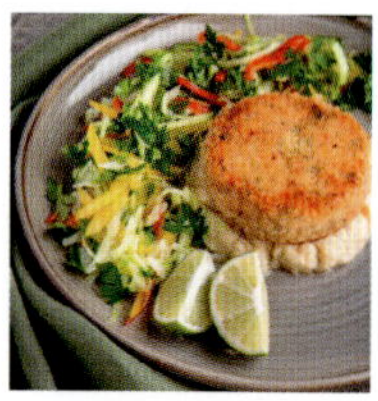

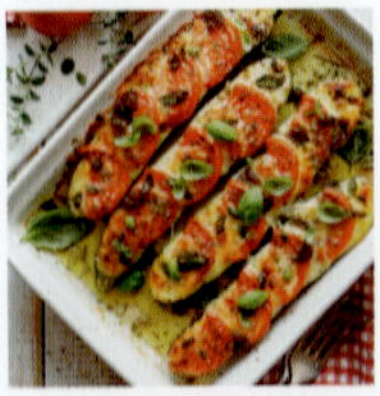

Gefüllte Zucchini
Seite 119

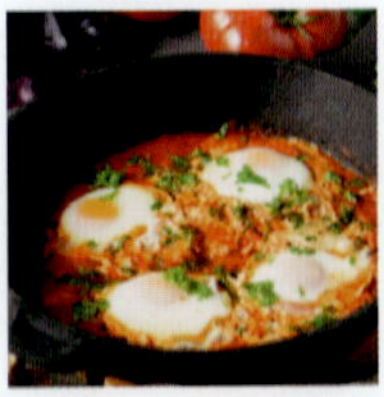

Shakshuka
Seite 121

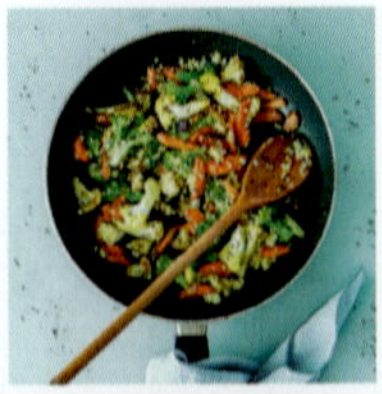

Bulgur-Gemüse-pfanne
Seite 123

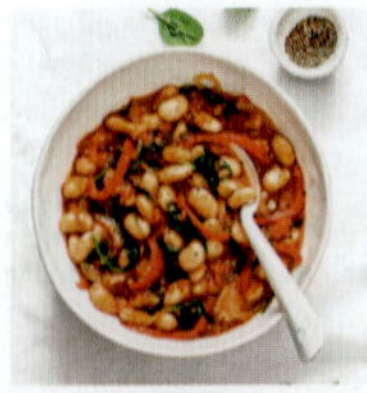

Würziger Bohnentopf
Seite 124

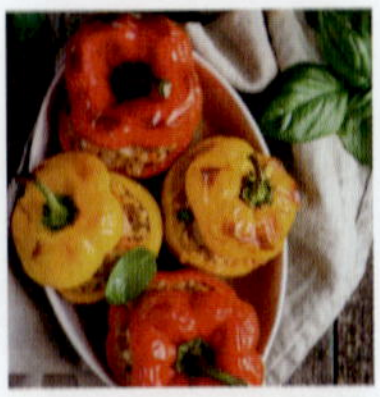

Paprikaschoten mit bunter Füllung
Seite 126

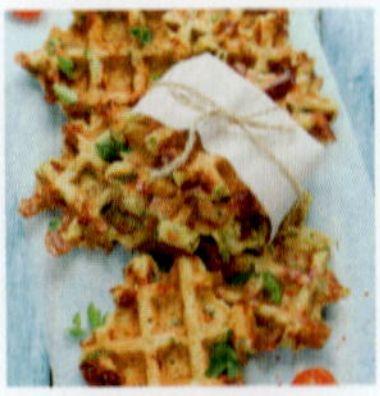

Gemüse-Waffeln
Seite 128

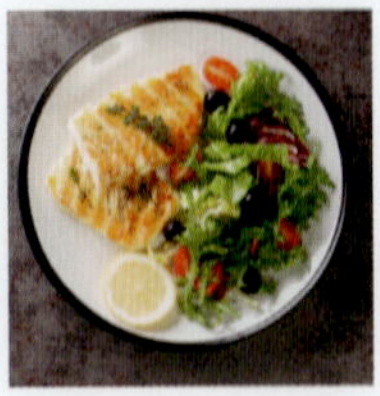

Kabeljau mit buntem Salat
Seite 131

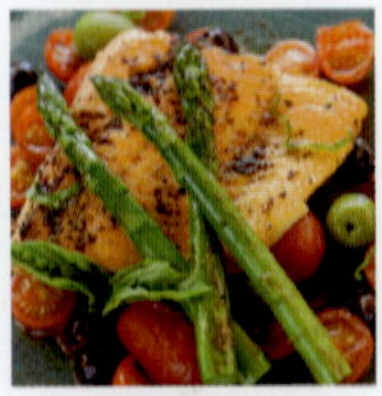

Mediterraner Saibling
Seite 133

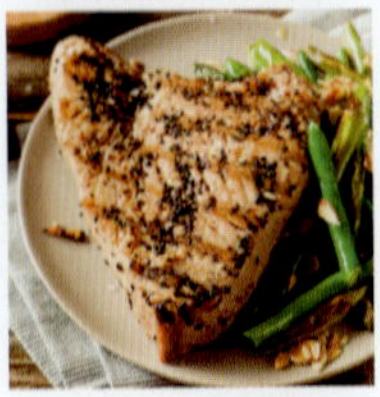

Thunfischsteak mit Bohnengemüse
Seite 134

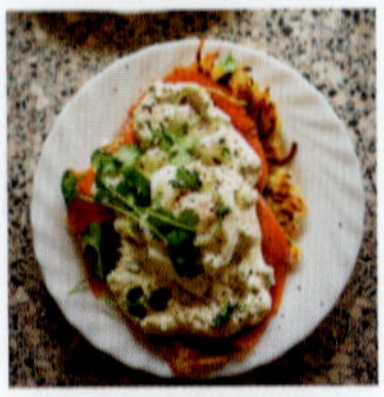

Gemüserösti mit Lachs und pochierten Eiern
Seite 136

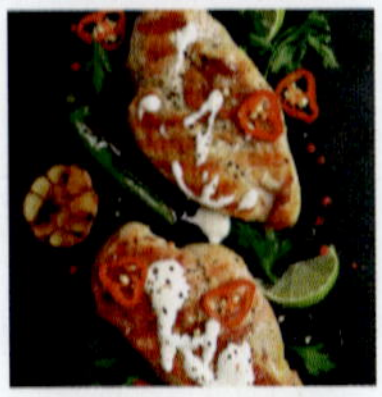

Chili-Hähnchen mit Tomatensalat
Seite 139

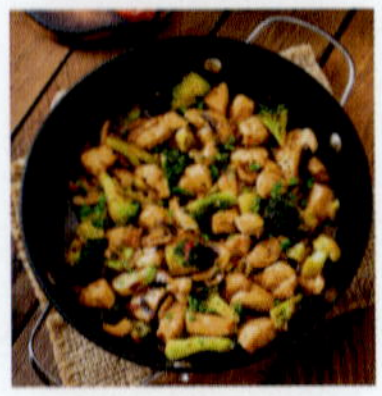

Hähnchen-Gemüse-Pfanne
Seite 140

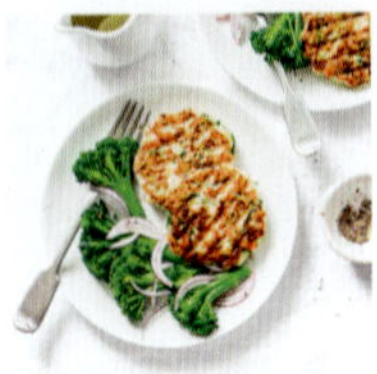

Zucchini-Geflügelpuffer
Seite 142

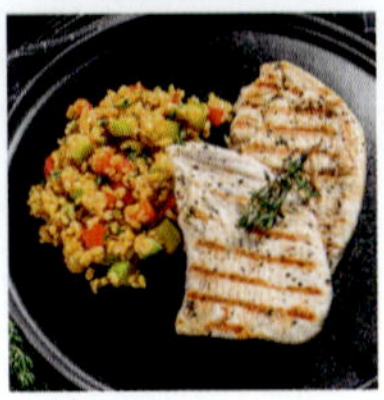

Putenschnitzel mit Gemüse-Quinoa
Seite 144

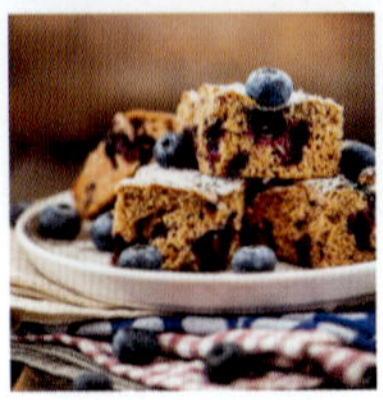

Blaubeer-Schnitten
Seite 147

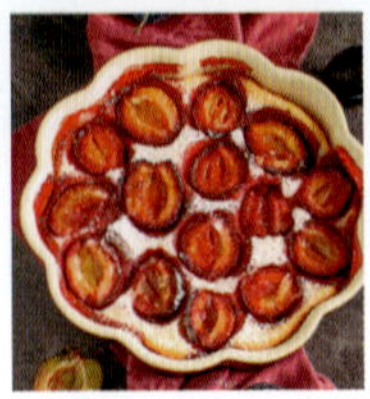

Pflaumen-Quarkauflauf
Seite 148

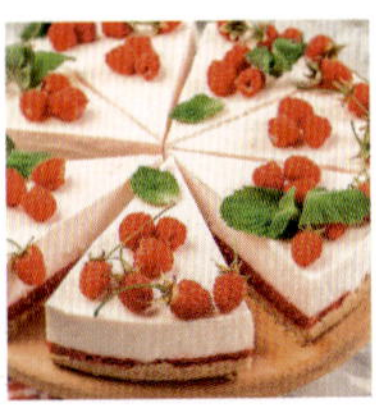

Himbeer-Käsekuchen
Seite 150

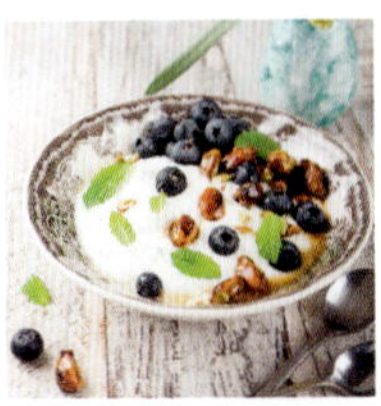

Joghurt mit Blaubeeren
Seite 152

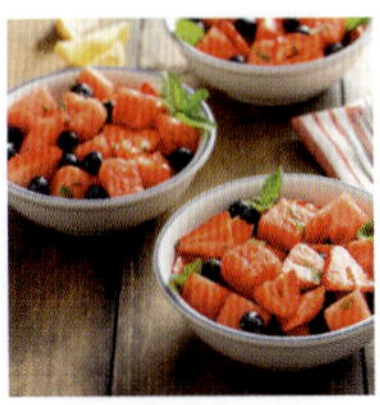

Sommer-Fruchtsalat
Seite 153

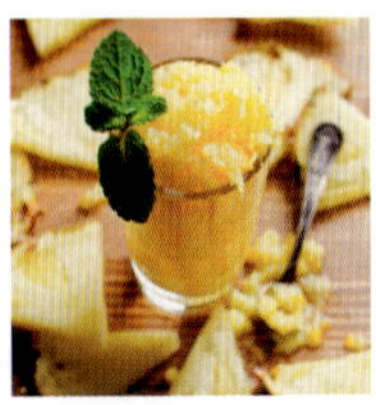

Ananas-Sorbet
Seite 155

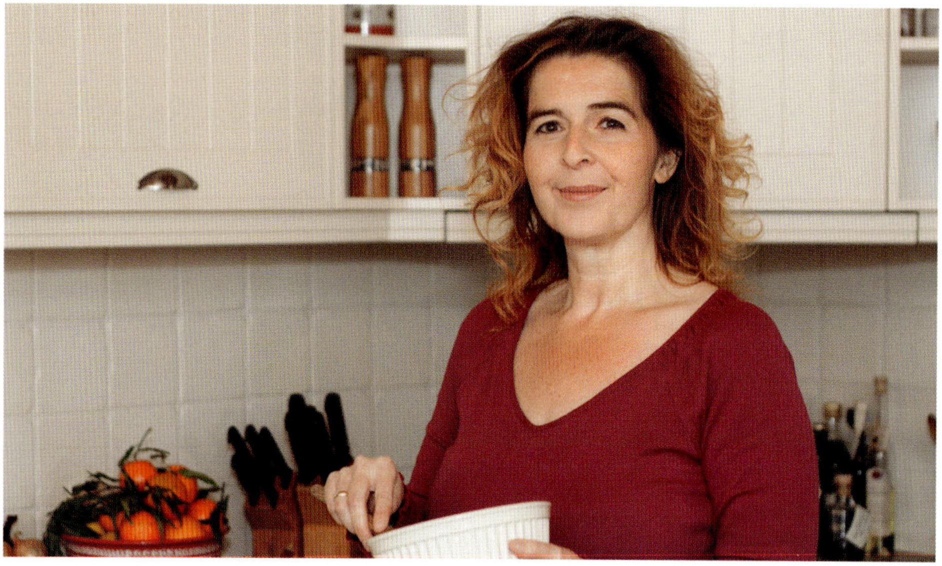

Simone Fischer

Simone Fischer M. A. hat Anglistik, Philosophie und Medienwissenschaft studiert und ist zertifizierte Ernährungsberaterin. Sie ist seit über 20 Jahren in der Verlagsbranche tätig und hat in dieser Zeit als Herausgeberin, Lektorin, Übersetzerin und Texterin zahllose Bücher veröffentlicht.

Da sich ihr Schwerpunkt aus privaten und beruflichen Gründen in den letzten Jahren zunehmend auf das Thema gesunde und heilsame Ernährung verlagert hat, konzentriert sich die Ernährungsberaterin aktuell vor allem auf Fragen dazu, wie man mit der richtigen Ernährung Krankheiten und Gesundheitsprobleme lindern, Übergewicht reduzieren und das allgemeine Wohlbefinden steigern kann.

Ihrer Autorenfeder entstammen zu den Themenbereichen *gesunde Ernährung, Abnehmen, Vitamine & Mineralstoffe* sowie *Gesundheitsprobleme natürlich und mithilfe von Ernährung lindern* bereits über 20 Bücher.

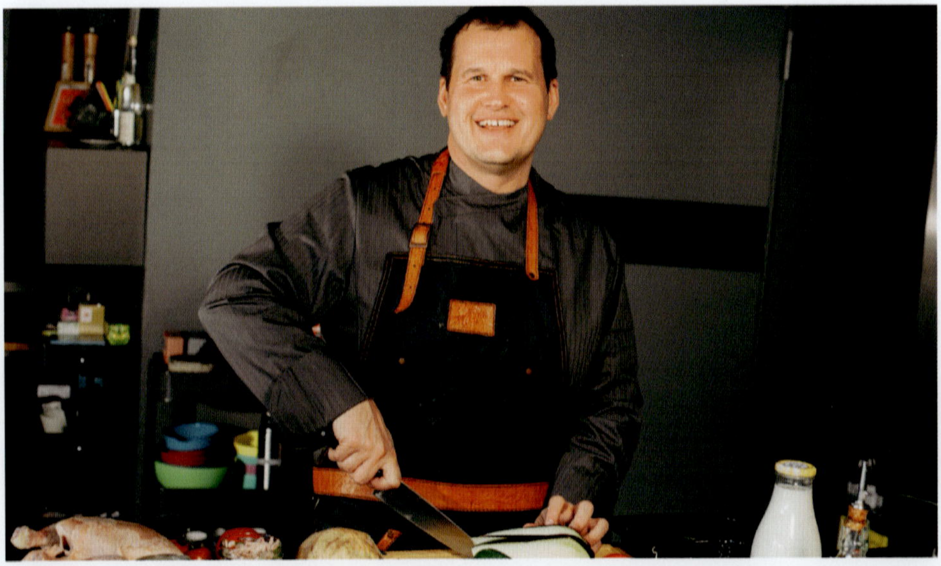

Wolfgang Link

Der aus TV und Medien bekannte Low Carb-Koch Wolfgang Link stammt aus dem mittelfränkischen Neuendettelsau. Nach seiner Kochausbildung in einem feinen Hotel/Gasthof und einigen weiteren Stationen in der Gastronomie verschlug es den charismatischen Koch in die Business-Gastronomie eines internationalen Automobilzulieferers, wo er heute den Catering-Service an mehreren Standorten leitet. Aufgrund seiner Liebe zum Beruf folgten verschiedene Ausbildungen, etwa zum Diätkoch, zum Küchenmeister und zum technischen Betriebswirt. Ein Meilenstein seiner beruflichen Weiterentwicklung war die Ausbildung zum LOGI-Experten.

Sein inzwischen sehr umfangreiches Betätigungsfeld reicht von Vorträgen über Kochkurse in seiner eigenen Genussschule, Kochshows, Gastro-Beratungen sowie einen eigenen You-Tube-Kanal bis hin zu regelmäßigen Fernsehauftritten im Bayerischen Fernsehen. Seiner Autorenfeder entstammen mittlerweile mehr als 25 Kochbücher, wovon einige Bestseller geworden sind.

Impressum

Rechtlicher Hinweis:
Soweit in diesem Buch medizinische Empfehlungen und Dosierungen genannt werden, haben die Autoren größtmögliche Sorgfalt walten lassen. Die Informationen aus diesem Buch können dennoch keinesfalls eine ärztliche Behandlung ersetzen. Über die individuelle Therapie und den gegebenenfalls nötigen Medikamenteneinsatz kann nur in Abstimmung mit dem behandelnden Arzt entschieden werden.

Redaktion:	Schmieder-Media GmbH, Lünen
Gestaltung und Satz:	creative vision, Lünen
Fotografie:	shutterstock.com
Coverfoto:	shutterstock.com
Autorenfoto:	[1]alles Werbeagentur, Bartosz Ludwinski
Umschlaggestaltung:	Maria Seidel, atelier-seidel.de
	creative vision, Lünen
Druck und Bindung:	COULEURS Print & More GmbH, Köln
Printed in the EU	
ISBN:	978-3-8289-6551-5

Einkaufen im Internet: *www.orbisana.de*